常用医疗专科评估量表

阮列敏　徐琴鸿　刘丽萍　主编

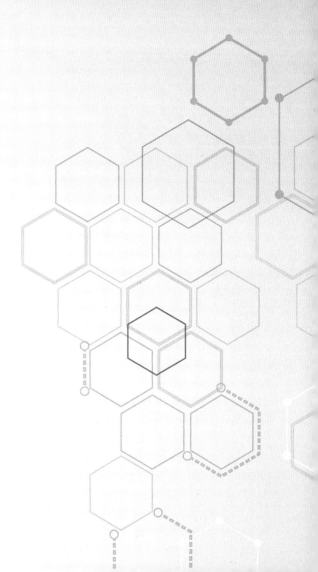

COMMON ASSESSMENT SCALES
FOR MEDICAL SPECIALTIES

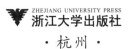
ZHEJIANG UNIVERSITY PRESS
浙江大学出版社
·杭州·

图书在版编目（CIP）数据

常用医疗专科评估量表 / 阮列敏, 徐琴鸿, 刘丽萍
主编. -- 杭州 : 浙江大学出版社, 2022.11
　　ISBN 978-7-308-23078-0

　　Ⅰ. ①常… Ⅱ. ①阮… ②徐… ③刘… Ⅲ. ①诊疗—
评估 Ⅳ. ①R41

　　中国版本图书馆CIP数据核字（2022）第175282号

常用医疗专科评估量表

阮列敏　徐琴鸿　刘丽萍　主编

责任编辑	张凌静（zlj@zju.edu.cn）
责任校对	殷晓彤
装帧设计	金字斋
出版发行	浙江大学出版社
	（杭州市天目山路148号　邮政编码310007）
	（网址：http://www.zjupress.com）
排　　版	浙江时代出版服务有限公司
印　　刷	浙江省邮电印刷股份有限公司
开　　本	787mm×1092mm　1/16
印　　张	17.5
字　　数	470千
版 印 次	2022年11月第1版　2022年11月第1次印刷
书　　号	ISBN 978-7-308-23078-0
定　　价	168.00元

《常见医疗专科评估量表》编委会

主　　编　阮列敏　徐琴鸿　刘丽萍

副 主 编　孙霞飞　胡夏晴　邬静密

编　　委（按姓氏笔画排序）

　　　　　丁伟平　王　叶　李益萍　杨　杉　杨凡花

　　　　　杨金儿　何青青　张莺莺　陈　洁　陈海波

　　　　　邵亚娣　林郁清　林菡群　钟静静　姚　瑶

　　　　　钱　璐　黄栋逸　楼依琼　蔡玲玲　蔡赛红

　　　　　裴华莲　管敏芳　戴丽丽

　　　　　许云宝　中国科学院大学宁波华美医院

　　　　　　　　　（宁波市第二医院）

　　　　　芦曙辉　宁波市医疗中心李惠利医院

　　　　　相　鹏　建德市第一人民医院

　　　　　董　旭　宁波市北仑区人民医院

　　　　　　　　　（浙江大学医学院附属第一医院北仑分院）

前言一

在现代医学体系中，量表对于临床工作来说具有十分重要的意义，不仅能为临床诊断提供辅助，评价疾病的严重程度和预后情况，还可以为临床医学研究提供论据，助力科研转化。

然而，时至今日，国内尚无一种为广大临床医务工作者和科研工作者普遍认可的中国本土的量表体系，他们还在依赖外文量表的中文翻译版开展相关工作。目前国内临床应用中所使用的量表，普遍存在三个问题。其一是表达层面。使用的医学术语（比如"锐痛"或"钝痛"）难以为普通人理解，生僻词语／错字（比如"病恹样"）晦涩难懂，这些都会降低量表的信效度。其二是效率层面。查找量表，工作繁琐。使用前需要查阅大量书籍、论文附录，联系作者，搜索特定数据库等，在实际使用中需要将各种资料相互结合才能满足需求，费时费力。其三是内容层面。目前临床上的每种量表都有自身的优缺点，根据治疗和干预的技术以及目标的不同，常用的很多量表可用来帮助医生判断治疗和干预的效果，但是没有一个科学的归纳整理系统可以将这些内容标准放在同一语境中展现。本书编者将业内最新共识加以融会贯通，在语言上注重简明平实，从而使得读者在使用中可以根据自身需求进行检索。各量表既可以单独使用，又可以作为整体标准统一使用。

本书在编撰过程中得到了许多专家的指导和帮助，在此表示衷心感谢。本书中所归纳的医疗评估量表涉及范围广、专科性强，因此所涉内容挂一漏万，不够严谨之处在所难免，希望各位同行多加批评并指正，我们共同探索，以臻完善。

宁波市第一医院党委书记

阮列敏

2022 年 2 月 1 日

患者的安全问题已经引起世界卫生组织及众多国家医务界的高度关注,其中,评估量表是衡量患者安全管理的一个重要参数。因此,预测评估已成为一个重要的研究方向。截至本书出版前,我国尚未有一套完善的各医疗专科可以通用的评估工具,因此,有必要在国外研究的基础上,引进信度较好的评估工具,建立适合我国患者的风险评估量表,探索其在国内的适用性,使其成为临床判断的客观辅助工具。

目前,在评估量表应用中尚存诸多问题,如未及时更新等。在评估量表的相关研究中,国外研究多注重量表的编制和修订,研究过程更注重对量表适用性和有效性的质疑,而国内的文献偏重于应用,即使用量表对受评者进行调查和研究,再根据问题拟出对策。我国现有的量表很多来自国外的研究成果,并且很多是几十年前过时的研究成果。这些量表不仅不符合当下的时代特性以尊重国情,也没有进行二次修订,从条目到常模都不一定适合当下医疗机构作为实操使用。

基于上述情况,为了规范量表条目,符合当下医疗机构的实际情况,本书选取了近年来国内外最新研制的各类评估量表作为参考。通常在医疗机构,国外量表在使用之前必须经过严格修订,包括翻译、回译等过程,同时还要根据中国语言和文化特点对其中的差异化条目加以修改,经过一系列的本土化、时代化过程之后,再验证其信度、效度如何,最后才使用并推广。本书除包括对评估量表的翻译、回译及信度、效度的测定外,还根据中国语言特点将原量表条目的陈述方式进一步予以精炼化处理,使其符合中文的语言表达习惯,更容易被理解和接受。举例来说,临床工作中常存在医务人员将评估量表当作诊断标准、将筛查阳性等同于临床诊断的现象。然而,评估量表实际上多是筛查性的,并不具备临床诊断的价值。评估量表只能作为临床判断的辅助工具,其筛查阳性并不能等同于临床诊断。评估量表在临床工作中只能作为判断患者安全管理是否有异常的初步筛查工具,不能将量表的评分作为患者风险的直接判断依据。多数评估量表只是对当时或某一时间段的风险状况进行评估,可能会受患者身体状况、治疗状况和时效性等因素影响,只能说明患者在接受评估时的风险状况,并不能评估患者永久的风险状况。

在应用各评估量表时,应注意:评估量表信度、效度系数的高低是体现量表质量的重要指标之一,但由于其受到多种因素的影响,所以不同量表之间并不能通过信度、效度系数比较直接对其质量作出判定,还应考虑其可接受性等,然而这几个方面经常是难以兼顾的,应全面权衡其各方面的特点。对评估定量表信度、效度的影响因素很多,比如测定的具体方式和程序。采用患者自评的主观评价方式,还是由医务人员进行的客观评价方式,对结果的影响甚至可能截然不同;测定者的身份和态度,被测者的综合认知等因素,都会成为影响测试结果准确性的不确定因素。因此,在测定中往往要选取不同层次的被测者,一方面增加样本的代表性,另一方面也增加测定的信度、效度。另外,结构效度还受到量表条目构成的影响。对于量表信度、效度的研究,不管是在量表引进之后或在量表研制过程中,还是研制之后,都要持续地进行,量表的信度、效度材料越丰富,对量表的功能认识就越全面。目前国际上的评估量表种类繁多,临床医务人员应综合考虑量表的信度、效度、简便性等多方面的因素,按照工作需要,对量表进行科学评价,从中选择合适的评估量表。同时,在实际应用中应注意及时对量表进行更新,使其保持良好的临床性能,并注意量表的正确使用及结果的合理解释,避免误用和滥用现象,以免混淆医护人员在临床实践中的理解和运用。

《常用医疗专科评估量表》一书分为21个部分,即医院通用评估量表,急诊医学科评估量表,重症医学科评估量表,心血管内科评估量表,神经内科评估量表,呼吸与危重症医学科评估量表,消化内科评估量表,肾内科评估量表,风湿免疫科评估量表,甲状腺、乳腺外科评估量表,血管外科评估量表,骨科评估量表,泌尿外科评估量表,耳鼻咽喉科评估量表,眼科评估量表,妇科评估量表,产科评估量表,新生儿科评估量表,儿科评估量表,肿瘤科评估量表,康复医学科评估量表。全书视觉设计采用分级设色理念,共分为四色,便于阅读,同时也可以为医护人员提供辅助实操的帮助。全书在内容逻辑上,系统地组织了临床常用的医疗专科评估量表,每部分按各专科重点进行梳理排列,并附评分说明、量表说明,力求作为医护人员直观、客观的操作依据,在选择、解释和理解现有各种评估量表方面节省了医护人员宝贵的时间。本书侧重于量表的临床可操作性,编撰时强调各专科特点及量表的科学性、规范性、实用性。也正是基于此,在评估量表开始使用前,需对医务人员进行统一的培训,介绍量表的使用目的、测试方法及填写要求,以确认对量表的理解和使用没有异议;待达成集体共识后,再正式开始使用,根据人群的特征选择相应的筛选工具,避免诸如假阳性和假阴性等案例事件的发生。

没有一个工具是绝对有效,可以广泛地应用于所有人群的。衡量一种评估工具是否有实用价值,重点要考察其可靠性、有效性、预见性、敏感性、特异性等。鉴于精准医学的快速发展,各种评估量表不断更新。由于本书编者学术水平和经验所限,疏漏难免一二,敬请广大医护人员和同行斧正。

刘丽萍

2022 年 7 月 23 日

·目 录·

第一部分

医院通用评估量表

01 日常生活能力评估量表

1.日常生活能力量表

评估条目	评估内容 / 分 值（分）			
	完全自理	有些困难	需要帮助	根本无法做
吃 饭	1	2	3	4
穿脱衣服	1	2	3	4
洗 漱	1	2	3	4
上、下床,坐下或站起	1	2	3	4
室内走动	1	2	3	4
上卫生间	1	2	3	4
大、小便控制	1	2	3	4
洗 澡	1	2	3	4
自己搭乘公共汽车(如知道乘哪一路车,并能独自去等车)	1	2	3	4
在住所附近活动	1	2	3	4
自己做饭(如洗菜、切菜、打火、炒菜等)	1	2	3	4
吃药(能记住按时服药,并能服用正确的药物)	1	2	3	4
一般轻家务(如扫地、擦桌等)	1	2	3	4
较重家务(如擦地、擦窗、搬运物品等)	1	2	3	4
洗自己的衣服	1	2	3	4
剪脚指甲	1	2	3	4
购 物	1	2	3	4
使用电话(必须会拨号)	1	2	3	4
管理个人钱财(指自己能买东西、找零钱、算钱等)	1	2	3	4
独自在家(能独自在家待一天)	1	2	3	4
评 分:				

评分说明 日常生活能力量表（Activity of Daily Living Scale, ADL）包含20个条目，其中条目1~8为基础日常活动（Basic Activities of Daily Living, BADL），条目9~20为工具性日常活动（Instrumental Activities of Daily Living, IADL）。该量表总分范围为20~80分，>22分表示不同程度的功能下降。评估项目细致，简明易懂，便于询问。但ADL受多种因素影响，如年龄，视、听或运动功能障碍，躯体疾病，情绪低落等，因此对ADL结果的解释应慎重。

量表说明 该量表由美国Lawton和Brody于1969年制定。ADL主要用于评定老年期痴呆患者日常生活能力，是制定护理和康复方案及评定药物疗效和康复训练效果的重要参考指标。该量表是由美国芝加哥伊州大学Elena Yu和Willian Liu修订的20项版本。

【参考文献】

［1］陈晓春，潘晓东.神经科查体及常用量表速查手册［M］.北京：化学工业出版社，2021.

［2］李青.系统康复训练在阿尔茨海默病患者临床治疗中的应用价值［J］.临床合理用药，2015，8（3C）：116–117.

［3］Lawton M P, Brody E M. Assessment of older people : self-maintaining and instrumental activities of daily living［J］. Gerontologist, 1969, 9（3）：179–186.

［4］Stemmler M, Steinwacbs K C, Lebfeld H, et al. Different methodological approaches for the construction of a therapy sensitive ADL scale for the assessment of Alzheimer patients. New Trends in the Diagnosis and Therapy of Alzheimers Disease［M］. New York, NY: Springer Verlag, 1994.

2.巴塞尔指数评定量表

评估条目	评估内容/分值（分）			
	完全独立	需部分帮助	需极大帮助	完全依赖
进 食	10	5	0	—
洗 澡	5	0	—	—
修 饰	5	0	—	—
穿 衣	10	5	0	—
大便控制	10	5	0	—
小便控制	10	5	0	—
上卫生间	10	5	0	—
床—椅转移	15	10	5	0
平地行走	15	10	5	0
上、下楼梯	10	5	0	—
评 分：				

注：巴塞尔指数，Barthel index，BI。

3.巴塞尔指数评定量表细则

评估条目	评估内容 / 分 值（分）			
	15	10	5	0
进食（选用合适的餐具自主进食,包括咀嚼、吞咽）	—	可独立进食	需部分帮助（如协助夹菜等）	需极大帮助或完全依赖他人
洗澡（如:进出浴室、洗擦、淋浴/盆浴等）	—	—	准备完洗澡水后可自己独立完成	在洗澡过程中需他人帮助
修饰（如:洗脸、刷牙、梳头、刮脸、化妆等）	—	—	可自己独立完成	需他人帮助
穿衣（如:穿脱衣服、系扣子、拉拉链、穿脱鞋袜、系鞋带等）	—	可独立完成	需部分帮助（如协助系鞋带等）	需极大帮助或完全依赖他人
大便控制（偶尔＜1次/周）	—	大便可自行控制	偶尔失禁	完全失禁
小便控制（偶尔＜1次/d）	—	小便可自行控制	偶尔失禁	完全失禁（如:导尿患者若能完全独立管理尿管也可得10分）
上卫生间（如:进出、擦净、整理衣裤、冲水等过程）	—	可独立完成	需部分帮助（如协助整理衣裤等）	需极大帮助或完全依赖他人
床－椅转移（从床转移至椅子上坐下）	可独立完成	需部分帮助（1人协助）	需极大帮助（2人协助）	完全依赖（不能坐）
平地行走	平地上行走＞45m（使用或不用无轮子的辅助工具）	需部分帮助（由他人搀扶或口头教导下行走距离＞45m）	需极大帮助（不能行走,可独立坐轮椅自行移动距离＞45m）	完全依赖他人
上、下楼梯可借助辅助工具（如:抓扶手、手杖等）	—	可独自上、下1层楼梯（可用辅助工具）	需部分帮助（需他人帮助）	需极大帮助或完全依赖他人
评 分:				

评分说明 巴塞尔指数评定量表共包含10个条目,即进食、洗澡、修饰、穿衣、大便控制、小便控制、上卫生间、床—椅转移、平地行走、上下楼梯可借助辅助工具。评分≤40分者为重度依赖,生活完全不能自理,全部需他人照护；41~60分者为中度依赖,部分生活不能自理,大部分需他人照

护；61~99分者为轻度依赖，极少部分生活不能自理，部分需他人照护；100分者无须依赖，生活能完全自理，无须他人照护。

量表说明 该量表在20世纪50年代中期由Florence Marhoney和Porathea Barthel设计，当时被称为Maryland残疾指数量表，于20世纪60年代被正式称作BI。

【参考文献】

金静芬.日常护理评估工具(修订版)［M］.杭州：浙江大学出版社，2016.

02

住院患者常用跌倒风险评估量表

1.中文版Hendrich跌倒风险评估量表细则

评估项目	分值(分)
1. 意识模糊、定向力障碍、行为冲动	
患者对时间、空间或人有可能产生定向力障碍,因此不能正确接受指令,或对安全或个人判断存在缺陷。具体为患者的注意力、认知、心理活动、意识水平以及醒睡周期等一系列整体上的短暂变化和紊乱。这有可能是一种持续的精神状态,要么由药物引起,要么从一开始就是行为上的表现,如脑卒中患者由于脑损伤可能表现出冲动和不可预测的行为	4
2. 抑郁状态	
即医疗上诊断的抑郁。护理评估发现患者表现出抑郁、绝望和伤心,不能与人正确沟通,沉默寡言,或患者自称抑郁。他们对生活失去兴趣。若该抑郁患者正在接受药物治疗,那么当抑郁症状得以控制时,该项不得分	2
3. 排泄方式改变	
即临床上界定的排泄方式的改变,如:大、小便失禁,夜尿,尿频,尿急,压力性尿失禁,腹泻、使用尿管引起的排泄改变,但不包括使用弗雷氏尿管或植入性尿管,除非导致上述症状。当尿管拔除后患者恢复正常排泄前,患者可能处于跌倒高风险状态	1
4. 头晕、眩晕	
即医疗上诊断的眩晕或患者自述感觉自己在转,或感觉整个房间在转。当患者起身或站立时,可能出现走路摇摆。常见于步态不稳和平衡感差的老年人,或由药物引起的副作用	1
5. 男性	
男性患者通常有"不用管我,我自己来"和"我不想要女护士帮助我"这样的想法,所以男性患者更易跌倒(此条目不适用于产科和儿科患者)	1
6. 服用抗癫痫类药物	
抗癫痫类药物有卡马西平、双丙戊酸钠、乙妥英、乙琥珀、非尔氨酯、磷苯妥英、加巴喷丁、拉莫三嗪、美芬妥英、甲琥珀、苯巴比妥、苯妥英、普里米酮、托吡酯、三甲双酮、丙戊酸等	2

续 表

评估项目	分 值（分）
7. 服用苯二氮䓬类药物	
苯二氮䓬类药物是安眠类药物,主要有阿普唑仑、氯氮卓、氯硝西泮、安定羧酸、壬二酸二钾、地西泮、氟西泮、哈拉西泮、劳拉西泮、咪达唑仑、奥沙西泮、羟基安定、三唑仑、硝西泮等	1
8. 起立 — 行走测试 让患者坐在椅子上或床边,双手平放于大腿上,自己站起。按下述方法给患者计分	
（1）若患者无须撑扶,可自行站起且步态平稳	0
（2）若患者撑扶一次即能站起	1
（3）若患者尝试多次才能站起	3
（4）若患者在测试过程中,需他人辅助才能站起或医嘱要求他人辅助和（或）绝对卧床,如果不能评估,在病历上注明日期与时间	4
评分：	

评分说明 中文版 Hendrich 跌倒风险评估量表（Hendrich Fall Risk Assessment Model, HFRM）包含 8 个项目,即意识模糊 / 定向力障碍 / 行为冲动、抑郁状态、排泄方式改变、头晕 / 眩晕、男性、服用抗癫痫药物、服用苯二氮䓬类药物、起立 — 行走测试。量表的每个条目是独立的,所赋分值也不同,此分值是研究者根据 OR（odds ratios）值而得。OR 值代表此项危险因素导致跌倒可能性的大小,所赋予的分值越高,表示引起跌倒的可能性越大。患者存在症状或现象,患者得分为该条目所赋分值;若患者不存在症状或现象,该条目为 0 分。该量表最高分为 16 分,≥ 5 分为高风险跌倒人群,提示医护人员应实施相关防范措施,预防患者跌倒。

量表说明 该量表在 2003 年由 Ann Hendrich 等进行了进一步修订,最终筛选出 8 个条目,是目前最新的跌倒风险评估量表。2009 年由北京协和医院团队引进 HFRM 量表进行汉化（即对条目 2 和条目 3 的语言表达方式进行了修改）,建立了中文版 Hendrich 跌倒风险评估量表。该中文版量表简洁易懂,使用方便,医护人员在 3~5min 内即可完成评估。

中文版 Hendrich 跌倒风险评估量表适用于老年住院患者。测试结果显示,量表具有良好的信度（可靠程度）和效度（真实程度）,可作为临床上医护人员评估住院老年患者是否有跌倒风险的初步筛查工具。老年人的年龄下限为 60 周岁,同世界上大多数国家的界定标准是一致的。

跌倒释义: 1987 年,Kellogg 国际老年人跌倒预防工作组将跌倒定义为患者突然或非故意地停顿,倒于地面或倒于比初始位置更低的地方,但不包括暴力、意识丧失、偏瘫或癫痫发作所致的跌倒。按照国际疾病分类（ICD-10）对跌倒的分类,跌倒包括以下两类:从一个平面至另一个平面的跌落;同一平面的跌倒,如患者在住院期间发生跌倒,倒于椅子、病床、扶杆等地方,虽未跌倒在地面,但也属于跌倒的范畴。

目前,可以用于住院患者跌倒风险评估的量表有十多种,其中 STRATIFY, Hendrich Ⅱ Fall Risk Model 和 Morse Fall Scale 三个量表被较多研究,是相对较成熟的量表。其他量表仅由研制者本人对其进行了信效度的评价,缺乏更多的相关研究和进一步的测试。

【参考文献】

［1］蒋小剑.住院患者跌倒管理流程的建立和应用［J］.解放军护理杂志,2008,5（21）：1945-1947.

［2］于普林.老年人跌倒研究的现状及进展［J］.中华老年医学杂志,2005,9：12-15.

［3］王家良,王滨有.临床流行病学［M］.北京:人民卫生出版社,2008.

［4］张聪聪.Hendrich 跌倒风险评估量表的汉化及信效度评价［D］.北京:中国医学科学院北京协和医学院,2010.

［5］Hendrich A, Bender P S, Nyhuis A. Valiation of the Hendrich Ⅱ Fall Rish Model : a large concurrent case/control study of hospital patients ［J］. Nursing Research, 2003,16（1）：9-21.

［6］Hendrich A. Predicting Patient Falls Using the Hendrich Fall Risk Model in Practice ［J］. AJN, 2007, 107（11）：1-9.

2.托马斯跌倒风险评估工具

评估条目	评估结果／分值（分）	
	否	是
伴随跌倒入院或在住院期间发生过跌倒	0	1
烦躁不安	0	1
视力障碍对日常生活功能造成影响	0	1
频繁上卫生间	0	1
活动欠耐力,只能短暂站立,需协助或辅助器材方可下床	0	1
评 分:		

评分说明 托马斯跌倒风险评估工具（S T Thomas's Risk Assessment Tool in Falling Elderly Inpatients, STRATIFY）包含5个条目。若跌倒风险因素高于2项,即可将其判定为高危人群。

量表说明 STRATIFY 是在 1997 年由英国学者奥利弗（Oliver）等以循证医学为基础,专为筛检住院老年患者跌倒风险而编制的,可用于医院、老年院、护理院、社区、居家等老年人的跌倒风险评估。

【参考文献】

［1］张聪聪.Hendrich 跌倒风险评估量表的汉化及信效度评价［D］.北京:中国医学科学院北京协和医学院,2010.

［2］朱色, 王瑾瑾, 吴娟. 中文版托马斯跌倒风险评估工具在我国老年住院患者中应用的信效度评价［J］. 中国实用护理杂志, 2014, 30（33）: 67-70.

［3］Oliver D, Britton M, Seed P, et al. Development and evaluation of an evidence based risk assessment tool（STRATIFY）to predict which elderly inpatients will fall: case-control and cohort studies［J］. BMJ, 1997, 315（7115）: 1049-1053.

3. Morse跌倒风险评估量表

评估项目	评估内容 / 分值				
	0 分	10 分	15 分	20 分	30 分
近3个月有无跌倒	无	—	有	—	—
多于1个疾病诊断	无	—	有	—	—
使用行走辅助用具	不需要 / 卧床休息 / 护士辅助	—	拐杖、助步器、手杖	—	依扶家具行走
静脉输液	无	—	—	有	—
步态	正常、卧床不能移动	虚弱乏力	—	功能障碍 / 残疾	—
认知状态	量力而行	—	高估自己能力 / 忘记自己受限制	—	—
评分:					

评分说明　Morse 跌倒风险评估量表（Morse Fall Risk Assessment Scale, MFS）包含 6 个项目, 即近 3 个月有无跌倒、多于 1 个疾病诊断、使用行走辅助用具、静脉输液、步态、认知状态。得分 0~24 分者为跌倒低危人群, 仅采取一般预防措施; 25~45 分者为跌倒中危人群, 需采取标准预防跌倒措施; > 45 分者为跌倒高危人群, 需采取高风险预防跌倒措施。

量表说明　该量表是由 Morse 等于 1989 年研制的, 可应用于社区、护理院及医院所有患者的跌倒风险评估。

【参考文献】

［1］张聪聪. Hendrich 跌倒风险评估量表的汉化及信效度评价［D］. 北京: 中国医学科学院北京协和医学院, 2010.

［2］Morse J M, Black C, Oberle K, et al. A prospective study to identify the fall-prone patient［J］. Soc Sci Med, 1989, 28（1）: 81-86.

4.跌倒伤害程度分级

等 级	评估标准	备 注
0级	无伤害:跌倒后,评估无损伤症状或体征	
1级	轻度伤害:住院患者跌倒导致血肿、擦伤、疼痛,需要冰敷、包扎伤口、清洁、肢体抬高、局部用药等	
2级	中度伤害:住院患者跌倒导致肌肉或关节损伤,需要缝合、使用皮肤胶、夹板固定等	
3级	重度伤害:住院患者跌倒导致骨折、神经或内部损伤,需要手术、石膏、牵引等	
死亡	住院患者因跌倒受伤而死亡(而不是由引起跌倒的生理事件本身而致死)	

评级说明 跌倒伤害程度分级包含5个等级,即无伤害、轻度伤害、中度伤害、重度伤害、死亡。

[数据来源:国家卫生健康委医院管理研究所(国家护理质量数据平台)]

03 | Braden 压疮风险评估量表

1.Braden压疮风险评分简表

评估项目	评估内容 / 分值			
	1分	2分	3分	4分
感 觉	完全受限	非常受限	轻度受限	未受限
潮 湿	持续潮湿	非常潮湿	偶尔潮湿	极少潮湿
活动能力	卧床不起	局限于椅	偶尔行走	经常行走
移动能力	完全无法移动	严重受限	轻度受限	不受限
营 养	非常差	可能不足	足 够	非常好
摩擦力和剪切力	已成为问题	有潜在问题	无明显问题	—

评分说明 Braden 压疮风险评估量表包含 6 个项目,即感觉、潮湿、活动能力、移动能力、营养、摩擦力和剪切力。得分 15~18 分者为压疮低危人群;13~14 分者为压疮中危人群;10~12 分者为压疮高危人群;≤ 9 分者为极高危压疮人群。

2.Braden压疮风险评估量表细则

评估项目	评估内容 / 分值			
	1分	2分	3分	4分
感 觉	完全受限	非常受限	轻度受限	未受限
机体对压力所引起的不适感的反应能力	对疼痛刺激无反应(无呻吟、退缩或躁动),或绝大部分机体对疼痛的感觉受限	仅对疼痛刺激有反应,呻吟或躁动,或机体一半以上的部位对疼痛的感觉障碍	对口头指令有反应,但不能表达不适或需求,或机体1~2 个肢体对疼痛的感觉障碍	对口头指令有反应,没有感觉限制表达疼痛不适的感觉缺陷
潮 湿	持续潮湿	非常潮湿	偶尔潮湿	极少潮湿
皮肤处于潮湿状态的程度	由于汗液、尿液等,皮肤持续呈潮湿状态。每日患者更换体位或翻身时均能观察到潮湿	皮肤经常,但不持续潮湿,更换床单至少1次/班次	皮肤偶尔潮湿,每日可能额外需要更换床单1次	皮肤基本保持干燥,仅需按常规更换床单

续　表

评估项目	评估内容/分值			
	1分	2分	3分	4分
活动能力	**卧床不起**	**局限于椅**	**偶尔行走**	**经常行走**
躯体活动的能力	限制于床上	不能自行站立,必须在协助下坐于椅子或轮椅上	能步行一段短距离,大部分时间卧床或坐于椅子上	每日室外步行至少2次,白天室外步行至少1次/2h
移动能力	**完全无法移动**	**严重受限**	**轻度受限**	**不受限**
改变或控制躯体位置的能力	没有帮助时,身体或远端肢体不能做任何轻微的移动	身体或远端肢体能偶尔轻微移动,但不能自行频繁移动或做明显的动作	身体或远端肢体能自行进行小范围的频繁移动	无需帮助即可进行大部分的频繁移动
营养	**非常差**	**可能不足**	**足够**	**非常好**
日常食物的摄入模式	每餐从未吃完1份饭菜,很少能进食超过1/3份饭菜;饮水量很少,未进食流质饮食或禁食,或仅能饮水,或静脉补液5日以上	通常每餐仅能吃1/2份饭菜,偶尔能吃完1份饭菜;或摄入的流质或鼻饲饮食低于最佳需要量	每餐能进食1/2份以上饭菜,或以鼻饲或全肠道营养液维持营养需求	每餐能进食1份饭菜,从不拒绝进食
摩擦力和剪切力	**已成为问题**	**有潜在问题**	**无明显问题**	**—**
—	活动时,需要中等到大部分帮助,不借助床单的摩擦,不能完全抬起身体的某个部分,经常滑下床或坐椅;痉挛/挛缩和振动导致持续的摩擦	自主移动微弱或需要小部分帮助;在移动时,皮肤可能与床单、座椅、约束带或其他器械摩擦,相对来说,大部分时间能在坐椅或床上保持良好的体位,仅偶尔会下滑	在床上或座椅上能独立移动,移动时,肌肉有足够的力量支持,所有时间均能保持良好的体位	—

评分:

【参考文献】

［1］金静芬. 日常护理评估工具（修订版）［M］. 杭州：浙江大学出版社，2016.

［2］Braden B J, Bergstrom N. A clinical trial of the Braden Scale for Predicting Pressure Sore Risk ［J］. The Nur Clinic of North America, 1987, 22（2）: 417-428.

3. 2014年美国压疮咨询委员会/欧洲压疮咨询委员会压疮分类体系

分类 / 期	评估标准	备注
Ⅰ类 / 期： 指压不变为白红斑	皮肤完整，但有局限性，且指压不变为白红斑，常位于骨性突起之上。黑色素沉积区域可能见不到发红现象，其颜色可与周围皮肤不同。与邻近组织相比，此区域可能会疼痛、硬实、柔软、发凉或发热。肤色较深的人可能难以看出Ⅰ类 / 期迹象。Ⅰ类 / 期可表明某些人有"风险"（预示有发病的风险）	
Ⅱ类 / 期： 部分皮层皮损	部分皮层皮损，表现为浅表的开放型溃疡，创面呈粉红色，无腐肉；也可表现为完好的或开放 / 破损的血清样水疱。外观呈肿亮或干燥的浅表溃疡、无腐肉及瘀伤。 不应使用Ⅱ类 / 期来描述皮肤撕裂，医用胶布所致损伤，会阴部皮炎，浸渍糜烂或表皮脱落。瘀伤表明疑似有深部组织损伤	
Ⅲ类 / 期：	可见皮下脂肪，但骨、肌腱、肌肉并未外露。可有腐肉存在，但并未掩盖组织损伤的深度。可出现底蚀和槽蚀。 Ⅲ类 / 期压疮的深度依解剖学位置而变化。鼻梁、耳朵、枕骨部和踝骨部没有皮下组织，这些部位发生的压疮可为浅表型。Ⅲ类 / 期压疮可扩展至肌肉和（或）支撑结构（如：筋膜、肌腱或关节囊），有可能引发骨髓炎。裸露的骨骼 / 肌腱可见或可直接触及	
不可分期： 伤口深度不明	全层组织损伤，创基内溃疡基底部覆盖有腐肉（呈黄色、浅棕色、灰色、绿色或者是棕色腐肉）和（或）焦痂（呈浅棕色、棕色或黑色）。除非去除足够的腐肉和（或）结痂来暴露伤口基底部，否则无法判断实际深度，也无法分类 / 分期。足跟处的稳定型焦痂（干燥、固着、完整而无红斑）可起到"身体天然（生物学）屏障"的作用，不应去除	
可疑深部组织损伤：深度不明	深度不明的紫色或栗色局部褪色的完整皮肤或充血的水泡，由皮下组织受压力和 / 或剪力所致损伤。某区域发生压疮之前，可表现为与周围组织相比有痛感、硬实、潮湿、有渗出、发热或发凉。在深肤色的患者身上，很难辨别出深层组织损伤。进一步发展可能会在深色创面上出现扁薄的水疱。该创面可进一步演变，可覆有一薄层焦痂。随进一步演变，即便使用最佳的治疗方法，其他组织层也会迅速裸露	

分期说明 压疮分类体系共 5 类 / 期,即 I 类 / 期(指压不变白红斑)、II 类 / 期(部分皮层皮损)、III 类 / 期、不可分期、可疑深部组织损伤。

【参考文献】

蒋琪霞,刘云 . 成人压疮预测和预防实践指南［M］. 南京:东南大学出版社, 2009.

04 静脉炎分级标准

等 级	评估标准	备 注
0 级	无症状	
1 级	穿刺部位有红斑,伴有或不伴有疼痛感	
2 级	穿刺部位疼痛,有红斑和(或)水肿	
3 级	穿刺部位疼痛,有红斑,条纹形成,静脉条索	
4 级	穿刺部位疼痛,有红斑,条纹形成,静脉条索长度＞1英寸,有脓液流出	

分级说明 静脉炎分级标准包含5个等级,即0级、1级、2级、3级、4级,由美国静脉输液护理学会(Intravenous Nurse Society, INS)于2016年制定。

[数据来源:(2021)静脉输液护理协会]

【参考文献】

Infusion Nurses Society. Infusion therapy standards of practice [J]. Infusion Nurses Society, 2021（3）: 317.

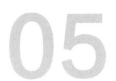

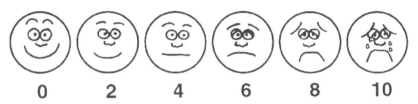

Wong-Baker 面部表情量表

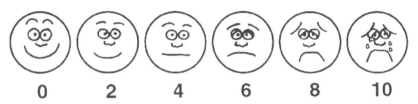

评分说明 Wong-Baker 面部表情量表包含 6 种表情,从微笑到哭泣,描述患者的疼痛程度。0 分为无疼痛;2 分为有点疼痛;4 分为轻微疼痛;6 分为疼痛明显;8 分为疼痛较严重;10 分为剧烈疼痛。

量表说明 该量表使用范围较广,主要适用于 3~18 岁儿童,婴幼儿或交流困难的患儿也适用,不需要有特定的文化背景,易于掌握,但需注意的是,患儿可能因为恐惧、饥饿或其他压力失去"笑脸",疼痛评估时应排除这些因素的影响。

【参考文献】

[1] 陈燕惠. 儿科临床常用量表速查手册 [M]. 北京:化学工业出版社,2018.

[2] 吴欣娟. 护理管理工具与方法实用手册 [M]. 北京:人民卫生出版社,2015.

[3] Harrison A M, Lynch J M, Dean J M, et al. Comparison of simultaneously,obtained arterial and capillary blood gases in pediatric intensive care unit, patients [J].Critical Care Medicine,1997,25(11):1904–1908.

[4] Herr K, Mobily P R, Kohout F J, et al. Evaluation of the Faces pain Scale for use with the elderly [J]. Clin J Pain,1998,14(1):29–38.

06 疼痛数字评价量表

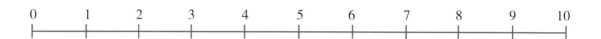

评分说明 疼痛数字评价量表（Numerical Rating Scale, NRS）由1条直线和0到10共11个数字组成。用0~10这11个数字描述患者的疼痛强度，数字逐渐增大表示疼痛程度越来越严重。0表示无疼痛；1~3表示轻度疼痛（疼痛不影响睡眠）；4~6表示中度疼痛；7~10表示重度疼痛（不能入睡或者睡眠中痛醒）；10表示剧烈疼痛。

量表说明 询问患者疼痛的程度后可在该评价量表上做出标记，或者让患者自行写出一个最能代表自身疼痛程度的数字。该评估方法在临床上较为常用。NRS具有较高信度和效度，易于记录，适用于文化程度相对较高的患者。曾有报道，文化程度高的患者在各种疼痛评估工具中倾向于选择NRS，高中以上文化程度患者中50%选择NRS。NRS的刻度较为抽象，在临床工作中向患者解释NRS的使用方法比较困难，因此该量表不适合文化程度低的患者或文盲患者。

【参考文献】

[1]万丽,赵晴,陈军,等.疼痛评估量表应用的中国专家共识（2020版）[J].中华疼痛学杂志,2020,16（3）：177-187.

[2]严广斌(整理).NRS疼痛数字评价量表 Numerical Rating Scale [J].中华关节外科杂志(电子版),2014,8（3）：92.

07 疼痛视觉模拟评分法

0 分   10 分
├─ ┤─ ─├─┤

无痛   剧痛

评分说明 疼痛视觉模拟评分法（Visual Analogue Scale，VAS）用于疼痛的评估，在国内临床使用较广泛，基本的方法是使用一条长约 10cm 的游动标尺，一面标有 10 个刻度，两端分别为"0"分端和"10"分端。0 分为无痛；平均值（2.57±1.04）分为轻度疼痛；平均值（5.18±1.41）分为中度疼痛；平均值（8.41±1.35）分为剧烈疼痛。

量表说明 使用该量表前需要对患者做详细的解释工作，让患者理解该方法的概念及用该测量疼痛与真正疼痛的关系，然后让患者将自己感受到的疼痛程度在直线上某一点表达出来。医护人员根据划线位置判定患者的疼痛程度。该量表不宜使用于老年患者，因为老年患者准确标定坐标位置的能力不足。

【参考文献】

姜安丽. 新编护理学基础［M］. 北京：人民卫生出版社，2013.

08 | NRS 2002 营养风险筛查量表

评估项目	分值（分）
1. 疾病严重程度	
营养需要量无须增加 —	0
营养需要量轻度增加 □慢性疾病急性发作或出现新的并发症　□髋部骨折　□慢性阻塞性疾患（COPD）　□长期血液透析　□糖尿病　□一般恶性肿瘤　□其 他	1
营养需要量中度增加 □血液恶性肿瘤　□腹部大手术　□重度肺炎　□脑卒中　□其 他	2
营养需要量重度增加 □严重的头部损伤　□APACHE Ⅱ（急性生理学与慢性健康状况评分Ⅱ）＞10 分的 ICU 患者　□骨髓移植　□其 他	3
评分：	
2. 营养状况	
无营养受损	0
3 个月内体重下降＞5%，1 周内进食量较从前减少 25%~50%	1
2 个月内体重下降＞5%，1 周内进食量较从前减少 51%~75%	2
1 个月内体重下降＞5%，1 周内进食量较从前减少 76%~100%	3
血白蛋白 30g/L（严重胸腹水，水肿得不到准确 BMI 值时使用白蛋白代替）	3
14 岁以上的患者 BMI ＜ 18.5kg/m^2	3
所有禁食患者（包括肠内营养或肠外营养）	3
评分：	
3. 年 龄	
年 龄＜ 70 岁	0
年 龄≥ 70 岁	1
评分：	

评分说明 NRS 2002 营养风险筛查量表（Nutritional Risk Screening Scale）包含 3 个项目，即疾病严重程度评分、营养状态低减评分和年龄评分。总分≥ 3 分者有营养不良的风险，需营养支持治疗，报告医生，转介营养师；总分＜ 3 分者视病情变化评估其营养状况，如放化疗副作用引起进食明显减少、腹部大手术或疾病特殊状况需长期禁食等情况时，予以评估。

量表说明 NRS 2002 是欧洲肠外、肠内营养学会推荐使用的住院患者营养风险筛查方法，可以客观和科学地评估住院患者发生营养不良风险的大小，及早发现存在营养风险的患者，被中华医学会营养分会推荐为住院患者进行营养风险评估的首选工具，并在应用中取得了良好效果。NRS 2002 的突出优势在于可预测营养不良的风险，并能动态地、前瞻性地判断患者营养状态的变化，通过给有高营养风险的患者营养支持，改善患者疾病预后，如降低感染、并发症的发生率，提高活动能力，缩短住院时间，减少再次入院次数等，对判断老年危重症患者的病情严重程度及预后具有重大意义。

$$BMI = 体重（kg）\div 身高（m）^2$$

$$卧床患者 BMI = 14.42 - 14.63 \times 身高（m）^2 + 0.61 \times 上臂围 + 0.46 \times 小腿围$$

疾病状态 对于表中未明确列出诊断的疾病，可参考以下标准：1 分慢性疾病患者因出现并发症而住院治疗，患者虚弱但不需要卧床，蛋白质需要量略有增加但可以通过口服补充剂来弥补；2 分患者需要卧床，如腹部大手术后，蛋白质需要量相应增加，但大多数人仍可以通过肠外或肠内营养支持得到恢复；3 分患者在重症病房中靠机械通气支持，蛋白质需要量增加而且不能被肠外或肠内营养支持所弥补，但是通过肠外或肠内营养支持可使蛋白质分解和氮丢失明显减少。

【参考文献】

[1] 安志红，王殿华，张静，等. 营养风险筛查 2002 和 APACHE Ⅱ与老年危重患者预后的关系[J]. 内科急危重症杂志，2014（20）4：235-243.

[2] 黄钦，黄钊，陈阳阳. 改良版营养风险筛查评估量表在中晚期肿瘤患者中的应用效果[J]. 中华现代护理杂志，2016（22）5：643-646.

[3] 石汉平，李薇，齐玉梅，等. 营养筛查与评估[M]. 北京：人民卫生出版社，2014.

[4] 中华人民共和国卫生部疾病控制司. 中国成人超重和肥胖症预防控制指南[M]. 北京：人民卫生出版社，2006.

[5] 中华医学会. 临床诊疗指南. 肠外肠内营养学分册[M]. 北京：人民卫生出版社，2008.

[6] Kondrup J, Rasmussen H H, Hamberg O, et al. Nutritional risk screening（NRS 2002）: a new method based on an analysis of controlled clinical trials [J]. Clin Nutr, 2003, 22（3）: 321-336.

[7] Sorensen M, Kondurp J, Prokopowicz J, et al. Euro OOPS an international multicentre study to implement nutrional risk screening and evaluate clinical outcome [J]. Clin Nutr, 2008, 27（3）: 340-349.

09 | BCA 综合营养评定表

评估指标	营养不良程度		
	轻 度	中 度	重 度
体 重	下降 10%~20%	下降 20%~40%	下降＞40%
上臂肌围	＞80%	60%~80%	＜60%
肱三头肌皮褶厚度	＞80%	60%~80%	＜60%
血清白蛋白（g/L）	30~35	21~30	＜21
血清转铁蛋白（g/L）	1.50~1.75	1.00~1.50	＜1.00
肌酐 – 身高指数	＞80%	60%~80%	＜60%
淋巴细胞计数	（1.2~1.7）×10^9/L	（0.8~1.2）×10^9/L	＜0.8×10^9/L
迟发性过敏反应	硬结＜5mm	无反应	无反应
氮平衡（g/24h）	−5~−10	−10~−15	＜−15

评估说明 BCA 综合营养评定表（Body Composition Assessment of Nutrition）包含 9 个指标，即体重、上臂肌围、肱三头肌皮褶厚度、血清白蛋白、血清转铁蛋白、肌酐 – 身高指数、淋巴细胞计数、迟发性过敏反应、氮平衡。根据指标综合评定结果，可分为轻度、中度、重度营养不良。

量表说明 该量表由 Blcakburn 于 1977 年提出，是一种简单易行的评估方法。对其相关指标评定做如下说明。

1. 体重变化（%）=（患者平时体重 − 患者现体重）/ 患者平时体重 ×100%

2. 上臂肌围的测量：假设上臂为圆筒，测上臂中点处的围长（arm circumference，AC）和三头肌部皮褶厚度（triceps skin-fold thickness，TSF），则上臂肌围 AMC（mm）=［AC（mm）−3.14］×TSF（mm）。国际标准为 25.3cm（男）、23.2cm（女）。

3. 肱三头肌皮褶厚度：受试者自然站立，充分裸露被测部位；找到肩峰、尺骨鹰嘴（肘部骨性突起）部位，用油笔标记出右臂后面从肩峰到尺骨鹰嘴连线中点处；用左手拇指和示指、中指将被测部位皮肤和皮下组织夹提起来；在该皮褶提起点的下方用皮褶计测量其厚度，右拇指松开皮褶计卡钳钳柄，使钳尖部充分夹住皮褶；在皮褶计指针快速落下后立即读数；连续测 3 次，记录以毫米（mm）为单位，精确到 0.1mm。

4. 血浆蛋白是反映蛋白质 – 能量营养状况的敏感指标。半衰期较长的血浆蛋白（如：白蛋白和运铁蛋白）可反映人体内蛋白质的亏损情况，而半衰期短、代谢量少的前白蛋白和视黄醇结合蛋白则更能敏锐地反映膳食中蛋白质的摄取情况。由于疾病应激、肝脏合成减少、氨基酸供应不足，以及体内蛋白亏损等都可影响血浆蛋白的浓度，所以在评价时，必须考虑患者的肝脏功能是否正常，通过其胃肠道或肾脏有无大量丢失情况，对测定数值要做具体分析。如持续降低 1 周以上，即表示有急性蛋白质营养缺乏。

5. 在肾功能正常时,肌酐-身高指数是测定肌蛋白消耗量的一项生化指标,比氮平衡、血浆白蛋白等指标更灵敏。正常情况下健康成人24h肌酐排出量约为23mg/kg体重(男)和18mg/kg体重(女)。方法:准确地收集患者24h的尿液,分析肌酐排出量,与相同身高的健康人尿肌酐排出量对比,以肌酐-身高指数衡量骨骼肌亏损程度。肾衰时肌酐排出量降低。

6. 总淋巴细胞计数只是营养状况的间接指标,而非绝对指标,在感染和患白血病时可以增多;患癌症、出现代谢性应激、接受类固醇治疗和外科手术后可减少。

7. 营养亏损时,免疫试验常呈无反应性。细胞免疫功能正常的患者,当在其前臂内侧皮下注射0.1mL本人接触过的三种抗原,24~48h后可出现红色硬结,呈阳性反应。出现2个或3个斑块硬结直径大于5mm为免疫功能正常;仅1个结节直径大于5mm为免疫力弱;3个结节直径都小于5mm则为无免疫力。常用的皮试抗原(致敏剂)一般有流行性腮腺炎病毒、白色念珠菌、链球菌激酶-链球菌DNA酶、结核菌素、纯化蛋白质衍生物(purified protein derivative, PPD)等,可任选其中的3种作为致敏剂。本试验结果虽与营养不良有关,但属非特异性。因此,评定结果时应注意一些非营养性因素对皮肤迟发性过敏反应的影响,如感染、癌症、肝病、肾功能衰竭、外伤、免疫缺陷疾病(如艾滋病)或接受免疫抑制性药物治疗等。

8. 氮平衡=摄入氮-排出氮。正常情况下,生长发育期的儿童处在正氮平衡状态,老年以后为负氮平衡,成年到老年间则处在氮平衡阶段。

$$氮平衡 = 24h蛋白质摄入量(g)/6.25 - [24h尿素氮(g) + 3g]$$

式中:24h蛋白质摄入量(g)/6.25为氮的摄入量,一般以每100g蛋白质含16g氮计算,如患者输入氨基酸液,则应以产品含氮量和输液总量进行计算。[24h尿素氮(g)+3g]相当于氮的排出量,3g为每日必然丢失氮值,为常数。

【参考文献】

[1]陈晓春,潘晓东.神经科查体及常用量表速查手册[M].北京:化学工业出版社,2021.
[2]黄华,郑雪如,赵榕.脑卒中患者52例的饮食治疗[J].福建医药杂志,2014,36(2):149-151.

10 | SGA 营养评价表

评估项目	评估标准 / 等级		
	A 级	B 级	C 级
近期（2 周）体重变化	无 / 升高	减少＜5%	减少＞5%
饮食变化	无	减少	不进食 / 低能量流质
胃肠道症状	无 / 食欲不减	轻微恶心、呕吐	严重恶心、呕吐
活动能力改变	无 / 减退	能下床活动	卧床
应激反应	无 / 低度	中度	高度
肌肉消耗	无	轻度	重度
肱三头肌皮褶厚度（mm）	正常（8.0）	轻度减少（6.5~8.0）	重度减少（＜6.5）
踝部水肿	无	轻度	重度

评级说明 全面营养评价（Subjective Global Assessment，SGA）包含 8 个项目，即近期（2 周）体重变化、饮食变化、胃肠道症状、活动能力改变、应激反应、肌肉消耗、肱三头肌皮褶厚度、踝部水肿。根据指标综合评定结果，可分为 A 级、B 级、C 级。

量表说明 该量表是 Detsky 于 1987 年提出的营养评价方法。SGA 营养评价不需要任何生化检查数据，便于临床医护人员掌握，因此常被临床医师用于在生化检查前判断患者有无营养不良。如需得到完善的临床判断，最好能结合生化检查结果进行。

【参考文献】

[1] 陈晓春，潘晓东. 神经科查体及常用量表速查手册［M］. 北京：化学工业出版社，2021.

[2] 金涛波. 综合营养评定方法的临床应用与进展［J］. 检验医学与临床，2010，7（12）：1263-1265.

[3] Jones JM. The methodology of nutritional Screening and assessment tools［J］. J Hum Nutr Dietet, 2002, 15（1）：59-71.

11 格拉斯哥昏迷量表

1.格拉斯哥昏迷评分（年龄≥4岁）

评估项目			分 值（分）
睁 眼（E）	最佳语言（V）	最佳运动（M）	
—	—	遵嘱运动	6
—	有定向力,准确交谈	刺痛定位	5
自主睁眼	定向力障碍,但能交谈	刺痛逃避	4
呼唤睁眼	用词错误	屈曲（去皮质强直）	3
刺痛睁眼	能发声,但无法理解	过伸（去大脑强直）	2
不能睁眼	不能言语	不能运动	1
评 分：			

评分说明 格拉斯哥昏迷评分（Glasgow Coma Scale,GCS）（年龄≥4岁）包含3个项目,即睁眼、最佳语言、最佳运动。评分≤8分常被认为是诊断昏迷的可行指标。12~14分者为轻度意识障碍；9~11分者为中度意识障碍；3~8分者为重度意识障碍。初始评分与脑损伤的严重程度和预后有关,GCS≥9分的患者恢复机会大。3~5分潜在存在死亡危险,尤其伴有无瞳孔固定或无眼前庭反射者。

量表说明 该量表由格拉斯哥大学的Teasdale和Jennett于1974年制定,用于评估患者的意识水平（即昏迷程度）,但不能评估神经功能损害。观察刺痛睁眼时,应刺激四肢（对躯干的疼痛刺激引起痛苦表情时可出现闭眼）；运动无反应,指非偏瘫侧运动反应,并且应排除脊髓横断性损伤；因插管无法测试语言的患者,在评分后加"T"作为标记。

【参考文献】

[1]陈晓春,潘晓东.神经科查体及常用量表速查手册[M].北京:化学工业出版社,2021.

[2]Teasdale G, Jennett B. Assessment of coma and impaired consciousness.A practical scale [J]. Lancet, 1974, 2（7872）:81-84.

2.格拉斯哥昏迷量表（年龄＜4岁）

评估项目			分值（分）
睁眼（E）	最佳语言（V）	最佳运动（M）	
—	—	遵嘱运动	6
—	发笑，对声音有定位，追踪物体，有互动	刺痛定位	5
自主睁眼	哭闹 / 安抚停止	应答 / 应答错误	刺痛逃避	4
呼唤睁眼	安抚减轻	呻吟	屈曲（去皮质强直）	3
刺痛睁眼	安抚无效	烦躁不安	过伸（去大脑强直）	2
不能睁眼	不能言语	不能言语	不能运动	1
评分：			

评分说明 格拉斯哥昏迷评分（Glasgow Coma Scale，GCS）（年龄＜4岁）共3个项目，即睁眼、最佳语言、最佳运动。评分≥7分的患儿恢复机会大；3~5分者有潜在高死亡风险，尤其是伴有瞳孔对光反射消失或无眼前庭反射或颅内高压患儿。

量表说明 该量表由格拉斯哥大学的Teasdale和Jennett于1974年制定，用于评估评估患者的意识水平（即昏迷程度），但不能评估神经功能损害。除言语外的其他项目同上表。

由于年龄过小的幼儿无法说话，因此在格拉斯哥昏迷量表的基础上修订了适用于4岁以下幼儿的昏迷量表，其在睁眼与最佳运动方面与成人相同，仅在最佳语言方面进行了改动。

评判时选最好的反应计分。注意左侧/右侧运动评分可能不同，用较高的分数进行评分。改良的GCS评分应记录最好反应/最差反应和左侧/右侧运动评分。

【参考文献】

［1］陈晓春,潘晓东.神经科查体及常用量表速查手册［M］.北京:化学工业出版社,2021.

［2］Teasdale G，Jennett B. Assessment of coma and impaired consciousness. A practical scale［J］. Lancet，1974,2（7872）:81-84.

3.格拉斯哥预后评分

分级	评估标准	备注
1级(死亡)	—	
2级(植物状态)	无意识,有心跳和呼吸,偶有睁眼、吸吮、打哈欠等局部运动反应	
3级(严重残疾)	有意识,但认知、言语和躯体运动有严重残疾,24h均需他人照料	
4级(中度残疾)	有认知、行为、性格障碍;有轻度偏瘫、共济失调、言语困难等残疾,在日常生活、家庭与社会活动中尚能勉强独立	
5级(恢复良好)	能重新进入正常社交生活,并能恢复工作,但可有各种轻后遗症	

分级说明 格拉斯哥预后量表(Glasgow Outcome Scale, GOS)包含5个等级,即Ⅰ级(死亡)、Ⅱ级(植物状态)、Ⅲ级(严重残疾)、Ⅳ级(中度残疾)、Ⅴ级(恢复良好)。

量表说明 为了统一颅脑治疗结果的评定标准,1975年Jennett和Bonel又提出颅脑损伤后半年至1年患者恢复情况的分级,该评分提供了5种不同的预后。主要用于评定严重脑外伤患者的结局而设计,也可以用于脑血管疾病的评定。评分者间信度好,被许多脑损伤结局研究中心使用。

该量表能明确严重及中等残疾患者的功能障碍主要是由精神因素还是身体因素引起,记录主要功能恢复情况及其进行康复疗效研究。

【参考文献】
陈晓春,潘晓东.神经科查体及常用量表速查手册[M].北京:化学工业出版社,2021.

4.昏迷程度分级

程 度	评估标准				
	疼痛刺激反应	无意识自发动作	腱反射	瞳孔对光反射	生命体征
浅昏迷	有	可有	存在	存在	无变化
中度昏迷	重度刺激可有	很少	减弱或消失	迟钝	轻度变化
深昏迷	无	无	消失	消失	明显变化

【参考文献】
金静芬.日常护理评估工具(修订版)[M].杭州:浙江大学出版社,2016.

12 格拉斯哥 — 匹兹堡昏迷评分

评估项目							分值 (分)
睁眼 (E)	最佳语言 (V)	最佳运动 (M)	瞳孔对光反应(P)	脑干反射 (B)	抽搐 (T)	自主呼吸 (R)	
—	—	遵嘱运动	—	—	—	—	6
—	准确交谈	刺痛定位	正常	全部存在	无	正常	5
自动睁眼	定向力障碍，但能交谈	刺痛逃避	迟钝	睫毛反射消失	局限性	周期性	4
呼唤睁眼	用词错误	屈伸（去皮质强直）	两侧反应不同	角膜反射消失	阵发性大发作	中枢过度换气	3
刺痛睁眼	能发声，但无法理解	过伸（去大脑强直）	大小不等	头眼反射及眼前庭反射消失	连续大发作	不规则/低换气	2
不能睁眼	不能言语	不能运动	无反应	上述反射均消失	松弛状态	无呼吸	1
评分：							

评分说明 格拉斯哥－匹兹堡昏迷评分（Glasgow-Pittsburgh Coma Scale, GCS-P）在 GCS 的基础上，新增了 4 个项目，即瞳孔对光反应、脑干反射、抽搐、自发性呼吸。总分范围为 7（最差）~35（正常）分，最高得分为 35 分，预后较好；最低得分为 7 分，预后最差。该量表用于准确评定患者的昏迷程度。

量表说明 该量表由挪威的 Peter Safar 对格拉斯哥昏迷量表修订，增加了匹兹堡脑干功能评分（Pittsburgh Brain Stem Score）。

【参考文献】

陈晓春,潘晓东. 神经科查体及常用量表速查手册［M］.北京:化学工业出版社, 2021.

静脉血栓栓塞风险评估量表 —Caprini 模型

以下每项风险因素分值为 1 分	
□年龄为 41~60 岁	□急性心肌梗死
□下肢水肿（现患）	□充血性心力衰竭（时间＜1 个月）
□静脉曲张	□卧床的内科患者
□肥胖（BMI ≥ 25kg/m²）	□炎症性肠病史
□计划小手术	□大手术史（时间＜1 个月）
□败血症	□肺功能异常（慢性阻塞性肺病）
□严重的肺部疾病,含肺炎（＜1 个月）	□口服避孕药或激素替代治疗
□妊娠期或产后（＜1 个月）	□不明原因死产、习惯性流产（≥ 3 次）、早产伴有新生儿毒血症或发育受限
□其他风险因素	—
评 分：	
以下每项风险因素分值为 2 分	
□年龄为 61~74 岁	□中心静脉置管
□关节镜手术	□大手术（时间＞45min）
□恶性肿瘤（既往或现患）	□腹腔镜手术（时间＞45min）
□患者需要卧床（＞72h）	□石膏固定（时间＜1 个月）
评 分：	
以下每项风险因素分值为 3 分	
□年龄≥ 75 岁	□血栓家庭病史[*]
□DVT/PE 患者史	□凝血酶原 G2021OA 阳性[△]
□因子 V Leiden 阳性[△]	□狼疮抗凝物阳性
□血清同型半胱氨酸升高	□肝素引起的血小板减少（HIT）（不可使用肝素或任何低分子肝素）
□抗心磷脂抗体升高	□其他先天或后天血栓形成 类型：
以下每项风险因素分值为 5 分	
□脑卒中（时间＜1 个月）	□多发性创伤（时间＜1 个月）
□选择性下肢关节置换术	□髋关节、骨盆或下肢骨折
□急性脊髓损伤（瘫痪）（时间＜1 个月）	—
评 分：	

注：DVT, deep vein thrombosis, 深静脉血栓形成；PE, pulmonary embolism, 肺栓塞。
△欧美人群遗传相关的指标；* 最易漏诊的风险因素。

评分说明　静脉血栓栓塞（venous thromboembolism，VTE）风险评估量表由 4 个评估系统组成。0~1 分者为低危风险人群, 推荐早期活动；2 分者为中危风险人群, 推荐药物预防或物理预防；3~4 分者为高危风险人群, 推荐药物预防和（或）物理预防；得分 ≥ 5 分者为极高危风险人群, 推荐药物预防和物理预防。门诊小手术, 无须 VTE 预防。

【参考文献】
金静芬 . 日常护理评估工具（修订版）[M]. 杭州：浙江大学出版社, 2016.

14 内科住院患者静脉血栓栓塞评估量表

评估项目	分值（分）
活动性恶性肿瘤,患者既往有局部或远端转移和(或)6个月内接受过化疗和放疗	3
既往有静脉血栓栓塞症	
局部制动,患者身体原因或遵医嘱需卧床休息至少3天	
有血栓形成倾向(如:抗凝血酶缺陷症、蛋白C或S缺乏、V Leiden因子、凝血酶原G20210A突变、抗磷脂综合征等)	
近期(≤1个月)有创伤或外科手术	2
年龄≥70岁	1
心力衰竭和(或)呼吸衰竭	
急性心肌梗死和(或)缺血性卒中	
急性感染和(或)风湿性疾病	
肥胖(体重指数BMI≥$30kg/m^2$)	
正在进行激素治疗	
评分:	

评分说明 患者入院／转科／病情变化给予评估。建议评分≥4分的VTE高风险内科住院患者进行预防,根据个体情况选择其中1项机械预防和(或)其中1项药物预防措施。

1. 机械预防:无抗凝禁忌证的VTE高危患者,建议与药物预防联用;出血性和(或)缺血性脑卒中,抗凝预防弊大于利的患者及有抗凝禁忌的患者,建议仅机械预防。

2. 药物预防:存在危险因素的内科住院患者(无抗凝禁忌证),可选择使用低分子肝素。

15 外科住院患者静脉血栓栓塞评估量表

评估项目	分值(分)	评估项目	分值(分)
□年 龄 41~60 岁 □小手术 □肥 胖(BMI > 25) □下肢肿胀 □静脉曲张 □妊娠或产后(时间 < 1 个月) □急性心肌梗死 □充血性心力衰竭(时间 < 1 个月) □卧床患者 □炎症性肠病史 □肺功能异常(COPD) □脓毒症(时间 < 1 个月) □严重的肺部疾病,含肺炎 　(时间 < 1 个月) □服避孕药或激素替代治疗 □不明原因死产或者习惯性流产史 　(≥3 次)	1	□年 龄 61~74 岁 □关节镜手术 □大型开放手术(时间 > 45min) □腹腔镜手术(时间 > 45min) □恶性肿瘤 □卧床不起(时间 > 72h) □石膏固定(时间 < 1 个月) □中央静脉通路(中心静脉置管)	2
评估项目	分值(分)	评估项目	分值(分)
□年 龄 ≥ 75 岁 □VTE 病史 □VTE 家族史 □凝血因子 V Leiden 阳性 □凝血酶原 G20210A 阳性 □狼疮抗凝物阳性 □抗心磷脂抗体阳性 □血清同型半胱氨酸升高 □肝素引起的血小板减少(HIT) □其他先天性或获得性血栓形成倾向	3	□脑卒中(时间 < 1 个月) □择期关节置换术 □髋关节、骨盆或下肢骨折 □急性脊髓损伤(时间 < 1 个月)	5
评 分:			

注:静脉血栓栓塞, venous thromboembolism, VTE。

评分说明 评分 0~1 分为极低危风险;评分 2 分为低危风险;评分 3~4 分为中危风险;评分 ≥ 5 分为高危风险。

预防方案

分 值（分）	风险等级	DVT 发生率	推荐预防方案
0~1	极低危	＜10%	早期下床活动
2	低 危	10%~20%	药物预防或机械预防
3~4	中 危	20%~40%	药物预防和（或）机械预防
≥5	高 危	DVT 发生率为 40%~80%，死亡率为 1%~5%	药物预防和机械预防

【参考文献】

Caprini J A. Thrombosis risk assessment as a guide to quality patient care［J］. Dis Mon, 2005, 51（2/3）: 70–78.

16 快速反应小组早期预警

病情早期识别操作流程	病情早期识别指标	
1. 非重症监护单元的住院患者 有任何一项早期识别指标(成人标准或儿童标准),医护人员即可启动快速反应小组(rapid response team,RRT)。启动 RRT 后,相应责任区重症监护室医师 10min 内到达患者身边,对患者进行评估与处理,并与患者的主管医护人员进行沟通,协助该患者执行相关的后续处理计划	1. 突发的急性呼吸频率改变,呼吸频率 < 8 次/min 或 28 次/min 2. 突发的急性血氧饱和度下降,吸氧情况下 SpO_2 < 90% 3. 突发的急性血压下降,收缩压 < 90mmHg 4. 突发的急性心率改变,心率 > 130 次/min 或心率 < 40 次/min 5. 突发的急性意识水平下降 6. 突发的急性尿量减少,4h 尿量 < 50mL 7. 医护人员认为患者需要 RRT 的协助	成人标准
2. 门诊患者 有任何一项早期识别指标,医护人员将其送往急诊抢救室,由急诊科医师对患者进行评估与处理	1. 突发的急性呼吸频率改变 (1)0 < 年龄 ≤ 28 天,呼吸频率 > 60 次/min (2)28 天 < 年龄 ≤ 1 周岁,呼吸频率 > 40 次/min (3)1 周岁 < 年龄 ≤ 3 周岁,呼吸频率 > 35 次/min (4)3 周岁 < 年龄 < 14 周岁,呼吸频率 > 30 次/min (5)或 0 < 年龄 < 14 周岁,呼吸频率 < 20 次/min	儿童标准
3.RRT 成员 各重症监护室上级医师(二唤)及以上医师,接到电话后 10min 内到达患者身边进行评估与处理	2. 突发的急性心率改变 (1)0 < 年龄 ≤ 28 天,心率 > 180 次/min 或 < 90 次/min (2)28 天 < 年龄 ≤ 1 周岁,心率 > 160 次/min 或 < 90 次/min (3)1 周岁 < 年龄 ≤ 5 周岁,心率 > 140 次/min 或 < 80 次/min (4)5 周岁 < 年龄 < 14 周岁,心率 > 120 次/min 或 < 60 次/min	

续　表

病情早期识别操作流程	病情早期识别指标	
4.RRT 运作方式 采用 24h 值班制,岗位负责制	3. 突发的急性血压改变 (1)0＜年龄≤ 28 天,血压平均压＜孕周数 (2)28 天＜年龄≤ 1 周岁,血压收缩压≤ 70mmHg (3)1 周岁＜年龄≤ 9 周岁,血压收缩压≤(70+ 年龄 ×2)mmHg (4)9 周岁＜年龄＜ 14 周岁,血压收缩压≤ 90mmHg	儿童标准
5.RRT 通报系统 拨打电话 ××××× 或相应监护室值班电话,内容为 "地点 +RRT"	4. 突发的急性血氧饱和度下降,吸氧情况下 SpO_2＜ 90% 5. 突发的急性意识水平的下降 6. 医护人员认为患者需要 RRT 的协助	

注 :1mmHg=0.133kPa。

评估说明　RRT 早期预警由病情早期识别操作流程 + 病情早期识别指标组成。病情早期识别流程共有 5 个操作流程,即非重症监护单元的住院患者、门诊患者、RRT 成员、RRT 运作方式、RRT 通报系统;病情早期识别指标分为成人标准与儿童标准。

【参考文献】

金静芬 . 日常护理评估工具 (修订版) [M]. 杭州 : 浙江大学出版社 , 2016.

第二部分

急诊医学科评估量表

17 改良早期预警评分

评估指标	指标结果 / 分值						
	3 分	2 分	1 分	0 分	1 分	2 分	3 分
心率（次 / min）	—	≤ 40	41~50	51~100	101~110	111~129	≥ 130
收缩压（mmHg）	≤ 70	71~80	81~100	101~199	—	≥ 200	—
呼吸频率（次 / min）	—	< 9	—	9~14	15~20	21~29	≥ 30
体温（℃）	—	< 35.0	—	35.0~38.4	—	≥ 38.5	—
意识	—	—	—	清楚	对声音有反应	对疼痛有反应	无反应
评分：							

评分说明 改良早期预警评分（Modified Early Warning Score，MEWS）共有 5 个指标，即心率、收缩压、呼吸频率、体温、意识。5 分是判断患者严重程度的最佳截点；得分 ≥ 5 分者，必须予以重视并优先进行诊治；得分 ≥ 10 分者，病情危重，死亡率极高，应即刻进行抢救处理。

量表说明 该量表是由英国学者 Subbe 等于 2001 年提出的评估工具，可用于急诊、急救系统反映患者的病情和预测预后，在各国的急诊科病情评估和分诊分级判断方面得到广泛应用。

【参考文献】

[1]黄春才,柴艳芬.改良早期预警评分在急诊中的应用进展[J].中国急救医学,2017,37（11）：1053-1057.

[2]林良友,林海燕.改良早期预警评分在急诊内科的应用[J].中华急诊医学杂志,2010,19（1）：92-93.

[3]孟新科,杨径,吴华雄,等.MEWS 与 APACHE Ⅱ评分在急诊潜在危重病患者病情评价和预后预测中的对比研究[J].实用临床医药杂志,2005,9（1）：1-4.

[4]易含笑,杨珍,张敏,等.MEWS SCS 和 CRBP 评分对急诊抢救患者预后评估价值的比较研究[J].中国急救医学,2019,39（10）：935-938.

[5]Subbe C P, Kruger M, Rutherford P, et al. Validation of a modified Early Warning Score in medical admissions [J]. QJM, 2001, 94（10）：521-526.

18 | 生命体征评分系统

评估指标	指标与评估结果				
	异常	异常	正常	异常	异常
心率(次/min)	—	<55	55~100	>100	—
血压(mmHg)	—	<90/60	90~160/60~90	>160/90	—
呼吸频率(次/min)	—	<12	12~20	>20	—
意识	嗜睡	昏睡	清楚	谵妄	昏迷

评分说明 生命体征评分系统(CRBP[1])包含4个指标,即心率、血压、呼吸频率、意识。4项异常为极危重;3项异常为危重;2项异常为潜在危险;1项异常或4项正常为普通患者。

量表说明 2011年王连馥等制定出CRBP,显示CRBP对急诊危重患者的病情和预后有较好的预测效果。

【参考文献】

[1]易含笑,杨珍,张敏,等.MEWS SCS和CRBP评分对急诊抢救患者预后评估价值的比较研究[J].中国急救医学,2019,39(10):935–938.

[2]王连馥,闫波,姜正伟.生命体征评估法与早期预警评分法在急诊急救中的对比研究[J].中国急救医学,2011,31(7):591–593.

---

① CRBP: C, conciousness, 意识 ; R, respiration, 呼吸 ; BP, blood pressure, 血压。

19 简单临床评分系统

评估项目		分值(分)
年 龄	男<50岁,女<55岁	0
	男50~75岁,女55~75岁	2
	>75岁	4
收缩压(mmHg)	>100	0
	80~100	2
	70~79	3
	<70	4
脉 搏>收缩压	—	2
体 温(℃)	<35,或≥39	2
呼吸频率(次/min)	≤20	0
	20~30	1
	>30	2
氧饱和度(%)	≥95	0
	90~95	1
	<90	2
呼吸困难(表现)	—	1
心电图异常	入选指标为室速、室颤、快速性心律失常、心室率>150次/min;二度Ⅱ型以上的窦房或房室传导阻滞、缓慢性心律失常、心室率<40次/min	2
糖尿病(1型、2型)		1
昏迷(无中毒或药物过量)		4
精神异常(无昏迷、无中毒或药物过量,年龄>50岁)		2
新发脑卒中		3
站立能力(无法独立站立,或需要他人协助)		2
合并症(存在某些并发疾病)		2
评 分:		

评分说明 简单临床评分系统(Simple Clinical Score, SCS)包含14个项目,即年龄、收缩压、脉搏>收缩压、体温、呼吸频率、氧饱和度、呼吸困难(表现)、心电图异常、糖尿病(1型、2型)、昏迷、精神异常、新发脑卒中、站立能力、合并症。SCS仅适用于急诊患者,可预测急诊患者30天内的死亡率。得分8~11分者为高危患者;12分以上者为极高危患者,死亡率达29%以上。

量表说明　2006 年 Kellett 和 Deane 提出的 SCS 是一个仅在急诊患者中应用的病情评价系统，对危重患者的病情及预后评估具有一定的参考价值。

【参考文献】

［1］李学技,杜静.简单临床评分结合分诊标准在急诊重症患者预检分诊中的应用［J］.中华劳动卫生职业病杂志,2018,36（6）：457–458.

［2］易含笑,杨珍,张敏,等.MEWS SCS 和 CRBP 评分对急诊抢救患者预后评估价值的比较研究［J］.中国急救医学,2019,39（10）：935–938.

［3］Kellett, Deane B. The simple clinical score predicts mortality for 30 days after admission to an acute medical unit［J］. QJM, 2006, 99（11）：771–781.

［4］Opio M O, Kellett J, Kitovu Hospital Study Group. The association between a simple measure of QRS voltage and the in-hospital mortality of acutely illmedical patients［J］. Eur J Intem Med, 2017, 394：e9.

20 快速急性生理评分和快速急诊内科评分评估量表

评估指标	分值（分）	评估指标	分值（分）
1. 脉搏（次 / min ）		35~49	4
70~109	0	＞ 49	5
55~69	1	4.GCS（ Glasgow Coma Scale, 格拉斯哥昏迷指数 ）分值（分）	
40~54	2	＞ 13	0
＜ 40	3	11~13	1
110~139	4	8~10	2
140~179	5	5~7	3
＞ 179	6	＜ 5	4
2. 收缩压（ mmHg ）		5. 年龄（岁）	
90~129	0	＜ 45	0
70~89	1	45~54	1
130~149	2	55~64	2
150~179	3	65~74	3
＞ 179	4	＞ 74	4
3. 呼吸频率（次 / min ）		6. 血氧饱和度（ % ）	
12~24	0	＞ 89	1
10~11	1	86~89	2
6~9	2	75~85	3
25~34	3	＜ 75	4
评 分：			

评分说明 快速急性生理评分（ Rapid Acute Physiology Score, RAPS ）和快速急诊内科评分（ Rapid Emergency Medicine Score, REMS ）评估量表共有 6 个指标，即脉搏、收缩压、呼吸频率、GCS 分值、年龄、氧饱和度。RAPS 评价院前或住院患者转运风险。REMS 预测急诊患者的病死危险性。两者具有评分速度较快的优点，并与急诊危重症患者 28d 病死率显著相关，即评分越高，患者的病死率越高，协助临床医师快速、早期识别急诊危重症患者并预测预后。REMS 被认为是 APACHE Ⅱ 评分的缩写版，用于所有入院的非手术急诊患者，REMS 的原始计算需要确定患者的格拉斯哥昏迷指数评分，因此使用起来相对 NEWS 复杂而较 APACHE Ⅱ 简便。

RAPS 分值 ≤ 7 分，REMS 分值 ≤ 11 分时，病死危险率为 10%；RAPS 分值 =8 分，REMS 分值为 16~17 分时，病死危险率为 50%；RAPS 分值 ≥ 14 分，REMS 分值 ≥ 24 分时，病死危险率为 100%。

量表说明　评估参数需取同一时间点；动态评分 24h 最差值是指总分的最差值；血压最好由同一人反复测量，测量部位固定；测量外周血氧饱和度的部位应固定。

【参考文献】

［1］李亮，任艺，邵旦兵，等．SIRS 评分、REMS 评分和 APACHE Ⅱ评分在急诊危重患者预后评估中的对比研究［J］.临床急诊杂志，2014，15（5）：248-250.

［2］Bulut M，Cebicci H，Sigirli D，et al. The comparison of modified early warning score with rapid emergency medicine score：a prospective multicentre observational cohort study on medical and surgical patients presenting to emergency department［J］. Emerg Med J, 2014, 31（6）：476-481.

［3］Reinhardt T，Hennes H J. Mainz Emergency Evaluation Score（MEES）［J］. Notfall & Rettungsmedizin，1999,（6）：380-381.

21 | CRAMS 创伤评分法

评估项目		分值（分）
循 环（C）	毛细血管充盈正常,或收缩压＞100mmHg	2
	毛细血管充盈延迟,或收缩压为 85~100mmHg	1
	毛细血管充盈消失,或收缩压＜85mmHg	0
呼吸频率（R）	正常	2
	呼吸费力、表浅或呼吸频率＞35 次 /min	1
	无自主呼吸	0
胸腹部（A）	均无腹痛	2
	胸部或腹部有压痛	1
	腹肌抵抗、连枷胸、胸腹穿透伤	0
运 动（M）	正常或服从命令	2
	仅对疼痛有反应	1
	固定体位或无反应	0
语 言（S）	正常（对答切题）	2
	语言错乱、语无伦次	1
	发音听不懂或不能发音	0
评 分:		

评分说明　CRAMS 创伤评分法共有 5 个项目,即循环、呼吸频率、胸腹部、运动、语言。以总分(10 分) 区分创伤轻重程度:＜7 分者为重伤;≥7 分者为轻伤。

量表说明　CRAMS 是代表 5 个评价指标的英文字头,C (circulation)、R (respirtion)、A (abdomen)、M (motor)、S (speech)。

【参考文献】

孟新科 . 急危重症评分 —— 创伤评分系统［ M ］. 北京 : 人民卫生出版社 , 2008.

22 | 修正创伤计分

评估指标			分值（分）
呼吸频率（次/min）	收缩压（mmHg）	GCS分值（分）	
10~29	＞89	13~15	4
＞29	76~89	9~12	3
6~9	50~75	6~8	2
1~5	1~49	4~5	1
0	0	3	0
评分：			

评分说明 修正创伤计分（Revised Trauma Score，RTS）包含3个指标，即呼吸频率、收缩压、GCS分值。总分为0~12分。分值越低，表示其死亡率越高。

量表说明 RTS为生理指标评分，伤情越重，分数越低，为国内外创伤专家所公认的适用于院前和院内的创伤评分表，既可检伤分类，又可预测患者结局。分值越低，表示其死亡率越高。

【参考文献】

孟新科.急危重症评分——创伤评分系统[M].北京:人民卫生出版社，2008.

23 美因兹紧急评估量表

评估指标	分值（分）
1.GCS 分值（分）	
15	4
12~14	3
8~11	2
≤7	1
2. 心率（次／min）	
60~100	4
50~59 或 101~130	3
40~49 或 131~160	2
≤35 或 ≥161	1
3. 呼吸频率（次／min）	
12~18	4
8~11 或 19~24	3
5~7 或 25~30	2
≤4 或 ≥31	1
4. 心电图	
窦性节律	4
室上性早搏和室性早搏	3
绝对心律失常；多源室性早搏	2
室性心动过速；心室颤动，心跳停止	1
5. 疼痛	
重度	1
中度	2
轻度	3
无	4

续　表

评估指标	分值（分）
6. 血压（mmHg）	
141/91~159/94	4
120/80~140/90	3
80/60~99/69 或 160/95~229/119	2
＜79/59 或 230/120	1
7. 血氧饱和度（%）	
96~100	4
91~95	3
86~90	2
≤85	1
评 分：	

评分说明　美因兹紧急评估量表（The Mainz Emergency Evaluation Score，MEES）包含 7 个指标，即 GCS 分值、脉搏、呼吸频率、心电图、血压、氧饱和度、疼痛。MEES 为潜在重病评分系统，是根据 20 世纪 90 年代 Mainz 急诊评分法修正而得到的一种用于院前急救和急诊复苏动态评价的工具。Hennes H J 等于 1992 年提出的 MEES 评分内容较为具体，其中动脉血氧饱和度、疼痛指标对创伤患者进行评价具有较大临床优势。总分最高为 28 分，最低为 10 分。

【参考文献】

［1］陈敏健，倪春辉，陈宇炼，等 . 基于 PBL 的卫生学教学改革探讨［J］. 南京医科大学学报（社会科学版），2015（5）：411–415.

［2］谭建萍，梁燕云，张锦艳，等 . Mainz 急诊评分对急诊院前急救干预的效果调查分析研究［J］. 中国医药科学，2015，5（2）：137–139.

［3］舒波儿 . 改良早期预警评分联合心电图在急诊患者病情及预后中的运用研究［J］. 中国预防医学杂志，2017（1）：63–65.

第三部分

重症医学科评估量表

24 急性生理与慢性健康状况评估系统

A. 年龄评分

评估指标	分值（分）				
	6	5	3	2	0
年龄（岁）	≥ 75	65~74	55~64	45~54	≤ 44

B. 急性生理学评分（Acute Physiology Score, APS）

评估指标	分值（分）				
	+4	+3	+2	+1	0
肛温（℃）	≥ 41	39.0~40.9	—	38.5~38.9	36.0~38.4
	≤ 29.9	30.0~31.9	32.0~33.9	34.0~35.9	—
平均动脉压（mmHg）	≥ 160	130~159	110~129	—	70~109
	≤ 49	—	50~69	—	—
心率（次/min）	≥ 180	140~179	110~139	—	70~109
	≤ 39	40~54	55~69	—	—
呼吸频率（次/min）	≥ 50	35~49	—	25~34	12~24
	≤ 5	—	6~9	10~11	—
氧合作用评估	当 $FiO_2 < 0.5$ 时用 PaO_2；当 $FiO_2 ≥ 0.5$ 时用肺泡–动脉氧分压差［（A–a）DO_2］				
$FiO_2 < 0.5$（A–a）DO_2	< 55	55~60	—	61~70	> 70
$FiO_2 ≥ 0.5$（A–a）DO_2	≥ 500	350~499	200~349	—	< 200
动脉血 pH	≥ 7.7	7.60~7.69	—	7.50~7.59	7.33~7.49
	≤ 7.14	7.15~7.24	7.25~7.32	—	—
HCO_3^-	≥ 52	41.0~51.9	—	32.0~40.9	22.0~31.9
	< 15.0	15.0~17.9	18.0~21.9	—	—
血 Na^+（mmol/L）	≥ 180	160~179	155~159	150~154	130~149
	≤ 110	111~119	120~129	—	—
血 K^+（mmol/L）	≥ 7.0	6.0~6.9	—	5.5~5.9	3.5~5.4
	< 2.5	—	2.5~2.9	3.00~3.49	—

续　表

血浆肌酐 (急性肾衰 时 ×2) (mg/dL)	≥ 3.5	2.0~3.4	1.5~1.9	—	0.6~1.4
	—		< 0.6	—	
血细胞比容 (%)	≥ 60		50.0~59.9	46.0~49.9	30.0~45.9
	< 20		20.0~29.9		
白细胞计数 (×10⁹/L)	≥ 40		20.0~39.9	15.0~19.9	3.0~14.9
	< 1.0		1.0~2.9		

GCS 分值(分)	15 分 – 实际 GCS 分值（分）

C. 慢性健康状态评分（Chronic Physiology Score, CPS）

以下是器官或系统功能严重障碍或免疫力低下患者的评分：

5 分：不能手术或急诊术后患者；2 分：择期术后患者。

备注：器官或系统功能严重障碍指入院前按以下标准做过诊断

肝脏	证实有门脉高压以上消化道出血史；肝功能衰竭、肝性脑病或昏迷史；活检证实有肝硬化
心血管	纽约心脏学会分级标准Ⅳ级
呼吸系统	慢性限制性、阻塞性或肺血管病性疾病导致的活动严重受限，如不能登楼梯或进行一般家务劳动；有慢性缺氧、高碳酸血症、继发性红细胞增多症；严重的肺动脉高压（> 5.33kPa）或呼吸机依赖
肾脏	长期接受透析治疗
免疫功能低下	接受抑制免疫治疗、化疗、放疗；长期或最近大剂量激素治疗；晚期白血病、淋巴瘤、获得性免疫缺陷综合征等致抗感染能力低下

评分：

评分说明　急性生理与慢性健康状况（Acute Physiology and Chronic Health Evaluation Ⅱ, APACHE Ⅱ）评估系统共 3 个项目，即年龄评分、急性生理学评分（APS）、慢性健康状态评分（CPS）。总分范围为 0~71 分，分值越高，病情越严重。

【参考文献】

庄心良,曾因明,陈伯銮.现代麻醉学[M].北京:人民卫生出版社,2003.

25 | CPOT 疼痛评估量表

评估项目		评估结果	分值(分)
面部表情	未观察到肌肉紧张	放松	0
	表现为皱眉,面部肌肉紧张	紧张	1
	出现以上所有表情并双眼紧闭	痛苦	2
身体运动	安静,无运动(不一定表示无疼痛)	无活动	0
	动作缓慢且小心,触碰或按摩疼痛部位,通过活动吸引注意力	保护性	1
	拉扯管道,企图坐起或下床,四肢活动剧烈,不听从指令,攻击工作人员	焦躁不安	2
四肢肌肉紧张度	被动运动时无阻力	肌肉放松	0
	被动运动时有阻力	紧张与僵硬	1
	被动运动时阻力非常大,无法完成动作	非常紧张与僵硬	2
人机同步(插管患者)	呼吸机无报警,机械通气通畅	呼吸机耐受	0
	呼吸机报警,会自动停止	咳嗽但可耐受	1
	人机不同步,机械通气中断,呼吸机报警频繁	呼吸机对抗	2
发声(未插管患者)	没有声音或说话时音调正常	说话语调正常	0
	叹气或呻吟	叹气或呻吟	1
	哭泣或呜咽	哭泣或呜咽	2
评分:			

评分说明 CPOT(Critical care Pain Observation Tool,疼痛评估量表)包含5个项目,即面部表情、身体运动、四肢肌肉紧张度、人机同步(插管患者)、发声(未插管患者),适用于意识模糊及机械通气患者,是目前危重症患者疼痛评估的可靠和有效的手段。

量表说明 入院时首次评估在8h内完成。评估分值0分可暂不继续评估;1~3分为轻度疼痛,需每日评估1次(10:00);4~6分为中度疼痛,需每日评估2次(10:00、14:00);7~10分为重度疼痛,需每日评估3次(10:00、14:00、18:00);评估频次以上一次的疼痛评估为准。

术后使用镇痛泵患者至少每日评估1次;患者有疼痛时,应按相应要求进行疼痛评估;出现暴发性疼痛,应立即评估。用药后评估时间点:口服用药后60min,皮下及肌肉注射后30min,静脉用药后15min。特殊药物需按照药物说明进行效果评价。

【参考文献】

[1]余倩, 杨富, 方芳. 危重症患者疼痛观察工具的研究进展[J]. 解放军护理杂志, 2021（8）:72–74.

[2]Chanques G, Jaber S, Barbotte E, et al. Impact of systematic evaluation of pain and agitation in an intersive care unit.Crit Care Med, 2006（34）: 1691–1699.

[3]Gelinas C, Fortier M, Viens C, et al. Pain assessment and management in critically ill intubated patients:a retrospective study. Am J Crit Care, 2004,（13）: 126–135.

[4]Odhner M, Wegman D, Freeland N, et al. Assessing pain control in nonvrrbal critically ill adults. Dimens Crit Care Nurs, 2003（22）: 260–267.

26 重症监护谵妄筛选工作表

评估项目	评估内容 / 分 值（分）	
（1）意识水平改变（从 A 到 E 选择一项） 注意：若患者近期接受过镇静治疗，可能需要重新评价	A. 对正常刺激产生过激反应	RASS 评分 =1,2,3 或 4 时,评分为 1 分
	B. 正常的清醒状态	RASS 评分 =0 时,评分为 0 分
	C. 对于轻微或中等的刺激产生反应（遵循指令）	RASS 评分 = -1, -2 或 -3 时,评分为 1 分；若意识水平与最近的镇静 / 止痛治疗相关时,评分为 0 分
	D. 仅对强烈的和反复的刺激产生反应（如：大声呼唤和疼痛刺激）	RASS 评分 = -4 时,停止评分
	E. 无反应	RASS 评分 = -5 时,停止评分
以下为第 2~8 项：有则 1 分，否则 0 分		
（2）注意力不集中	A. 执行命令困难 B. 外部的刺激容易造成分心 C. 转移注意力困难,如：患者的眼睛是否跟随你的指令走？	
（3）定向力障碍	时间、地点或人物发生错误,如：患者是否认识照顾他 / 她的 ICU 工作人员？ 现在在哪里？ 等等	
（4）幻觉或错觉	A. 有幻觉或幻觉引起的行为的可疑证据 B. 现实测验显示有错觉或者总体损害的。现在或者过去的 24h 是否有幻觉？ 是否害怕周围的人或事物？ （害怕是一种对临床处境不恰当的反应）	
（5）精神运动性激越或迟缓	A. 需要使用镇静剂或抑制剂来控制过度兴奋,以避免潜在的危险 B. 活动减退或需要引起临床注意的精神运动性缓慢或迟缓	
（6）不恰当的言语或情绪	A. 不恰当、无组织的言语或语无伦次 B. 与事件或情形不相称的情绪,如：患者是否对目前的临床处境漠不关心？ 言语或情绪上是否有不当之处？ 患者是否有不恰当的要求？	
（7）睡眠 / 觉醒周期紊乱	A. 夜间睡眠时间少于 4h B. 夜间经常醒来（醒来与夜间医疗干预和外界喧闹环境无关） C. 白天睡觉时间≥ 4h（根据工作人员的评价）	
（8）症状起伏	有以下情况者,评分为 1 分。24h 内出现上述 1~7 项的任何波动,如从其中一项转到另一项（根据工作人员的评价）	
评 分：		

评分说明　重症监护谵妄筛选工作表（the Intensive Care Delirium Screening Checklist，ICDSC）包含 8 个评价指标，即意识水平、注意力、定向力、幻觉或错觉、精神异常、不恰当的言语或情绪、睡眠紊乱、症状波动。总分范围为 1~8 分，评分 ≥ 4 分提示存在谵妄，在精神病学上诊断为谵妄的敏感性可达 99%。

【参考文献】

［1］王春立，吴瑛，岳鹏，等 . 护士使用的谵妄评估工具研究现状［J］. 中华护理杂志，2009，44（10）：950-952.

［2］吴传芹，李国宏 . 护士评估 ICU 谵妄的研究进展［J］. 中华护理杂志，2017，52（9）：1124-1128.

［3］Bergeron N，Dubois M J，Dumont M J，et al. Intensive Care Delirium Screening Checklist：evaluation of a new screening tool［J］. Intensive Care Medicine，2001，27（5）：859-864.

Richmond 躁动 — 镇静评分表

躁动—镇静程度	评估标准	分值(分)
攻击性	有明显的攻击性或暴力行为,对医护人员有直接危险	+4
非常躁动	拔、拽各种插管,或对医护人员有过激行为	+3
躁动	频繁无目的的动作或人机对抗	+2
不安	焦虑或紧张,但动作无攻击性,表现精力过剩	+1
警觉但安静	—	0
嗜睡	不完全警觉,但对呼唤有超过 10s 持续清醒,能凝视	−1
轻度镇静	对呼唤有短暂(少于 10s)清醒,伴眨眼	−2
中度镇静	对呼唤有一些活动(但无眨眼)	−3
深度镇静	对呼唤无反应,但对躯体刺激有一些活动	−4
不易觉醒	对呼唤或躯体刺激无反应	−5
评分:		

评分说明 Richmond 躁动－镇静评分表(Richmond Agitation-Sedation Scale, RASS)包含 10 个等级,即攻击性、非常躁动、躁动、不安、警觉但安静、嗜睡、轻度镇静、中度镇静、深度镇静、不易觉醒。

观察患者,警觉但安静(评分为 0 分);患者持续躁动或兴奋(使用上表中描述的标准评分 +1~+4 分;若患者不警觉,大声呼唤患者姓名或命令患者睁眼看和讲话者,必要时重复一次可使患者继续看和讲话者。患者有睁眼和目光交流可持续超过 10s(评分 -1 分);患者有睁眼和目光交流持续不超过 10s(评分 -2 分);患者对呼唤有一些活动,但没有睁眼和目光交流(评分 -3 分);若患者对呼唤无反应,摇晃肩膀观察,若对摇晃肩膀等生理刺激仍无反应则按压胸骨。患者对生理刺激有一些活动(评分 -4 分);患者对呼唤或生理刺激无反应(评分 -5 分)。

量表说明 该量表是由美国弗吉尼亚州的多个科研团队于 2002 年研制的,为了评估 ICU 患者的意识和激动行为等级而制定,适用于危重患者的躁动－镇静评估。此外,该量表是《美国 2013 版镇静镇痛指南》仅推荐的两种评估方法之一,同时也是《中国成人 ICU 镇痛和镇静治疗指南》推荐使用的评估工具。

目前在重症患者镇静的过程中,医护人员对 RASS 评估的频次存在较大差异。美国重症医学会(the Society of Critical Care Medicine, SCCM)的指南要求每班护士使用 RASS 至少完成 4 次镇静评估(即每 2~3h 评估 1 次),必要时可以增加评估次数。德国医学科学联合会(Association of Scientific Medical Societies of Germany, ASMSG)的指南中推荐每 8h 使用 RASS 对镇静深度进行评估,根据评估结果动态调整镇静目标。

《2018 年中国成人 ICU 镇痛和镇静治疗指南（更新）》中建议，根据器官功能状态进行个体化选择镇静目标深度，并根据目标联系评估、随时调整治疗方案。

目前国内患者应用镇静剂初始期间，每 30min 使用 RASS 评分量表进行动态评分 1 次，根据 RASS 评分分数评价镇静程度，并及时动态调整剂的剂量，维持白天 RASS 评分控制在 −2~0 分，达到患者意识维持在清醒且平静到轻度镇静水平的镇静目标；夜间 RASS 评分在 −1~−3 分，达到患者意识维持在昏昏欲睡到中度镇静水平，避免因仪器设备声音、抢救等噪音对患者的影响，保证患者的身心休息，有利于病情的稳定和恢复。

待镇静稳定后，每 2~4h 评估 1 次镇静程度，若镇静水平偏离，需缩短评估时间；若镇静状态在目标范围又长期镇静患者，每班评估 1 次；如病情变化或患者躁动明显，则随时评估，以达到最佳镇静水平。在镇静期间做到每日唤醒，每日 4:00 以后开始减缓镇静剂的速度，6:00 暂停镇静剂。在镇静剂减速和暂停期间，医护人员及时评估患者的意识状态和生命体征，8:00 以后医师再次评估，以便合理调整镇静药物剂量和决定是否停用镇静剂及脱机拔管时机。

白天和夜间的镇静目标要求不同，以保证患者的清醒时间，让患者有机会表达自己的不适及特殊感受，给患者和医护人员提供了交流的机会，使得医护人员进行临床资料的收集更加真实、可靠，有利于制定合理的治疗、护理方案。

【参考文献】

［1］刘大为．实用重症医学［M］．北京：人民卫生出版社，2010.

［2］潘爱红．RASS 镇静评分在机械通气患者镇静治疗中的应用［J］．齐鲁护理杂志，2016，22（15）：106–108.

［3］Bergeron N，Dubois M J，Dumont M，et al. Intensive care delirium screening checklist：evaluation of a new screening tool［J］．Intensive Care Med，2001，27（5）：859–864.

28 | Ramsay 镇静深度评分表

评估项目	评估标准	分值(分)
清 醒	焦虑和激动不安	1
	平静合作、定向力好	2
嗜 睡	对指令有反应	3
	轻叩眉间反应活跃或大声听觉刺激活跃	4
入 睡	轻叩眉间反应迟钝或大声听觉刺激迟钝	5
无反应	深睡或麻醉状态	6
评 分:		

评分说明 Ramsay 镇静深度评分表包含 4 个项目,即清醒、嗜睡、入睡、无反应。

量表说明 ICU 患者镇痛、镇静指征为疼痛、焦虑、躁动、谵妄、睡眠障碍。ICU 最理想的镇静水平是既能保证患者安然入睡又易被唤醒,若需充分镇静,仅需使患者处于 Ramsay 镇静评估 2 级、3 级;若需诊断和治疗性操作,仅需使患者处于 Ramsay 镇静评估 5 级、6 级。

应在镇静治疗开始时就要明确所需的镇静水平,定时、系统地评估和记录,并随时调整镇静用药以达到并维持所需镇静水平。使用咪达唑仑 3~6h 评估 1 次,丙泊酚 0.5~3.0h 评估 1 次,评估后调整镇静剂量。

镇静过程中实施每日唤醒计划,每日上午 7:00—7:30 停药,记录开始清醒的时间,评估后以原剂量半量泵入,逐渐调整剂量至满意的镇静状态。躁动或不配合者,静脉注射 3~5mg 咪达唑仑。Ramsay 镇静评估及每日唤醒计划适用于神志清醒的患者。

【参考文献】

[1]陈晓春,潘晓东.神经科查体及常用量表速查手册[M].北京:化学工业出版社,2021.

[2]余守章.临床监测学[M].北京:人民卫生出版社,2005.

29 | OAA/S 镇静评分表

评估项目				分值(分)
反应性	语 言	面部表情	眼 睑	
对正常语调反应快	正 常	正 常	无眼睑下垂	5
对正常语调反应冷淡	稍慢或含糊	稍微放松	眼睑轻度下垂	4
仅对大声呼唤姓名有反应	不清或明显变慢	明显放松	眼睑明显下垂	3
仅对轻推有反应	吐字不清	—	—	2
对推动无反应	—	—	—	1
评 分:				

评分说明 OAA/S 镇静评分表包含4个项目,即反应性、语言、面部表情、眼睑。

【参考文献】

孟新科.急危重症评分 —— 评价、预测、处理[M].北京:人民卫生出版社,2008.

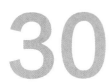

30 中、深度镇静的离室评分（Aldrete 评分标准）

评估项目	评估内容 / 分 值		
	0 分	1 分	2 分
意识	无反应	可唤醒	完全清醒
呼吸	呼吸暂停	呼吸困难	能深呼吸和随意咳嗽
活动度	无法按指令移动肢体	按指令移动两个肢体	按指令移动四肢
循环	全身血压波动幅度超过镇静前水平的 50%	全身血压波动幅度为镇静前水平的 20%~49%	全身血压波动幅度不超过镇静前水平的 20%
血氧饱和度	即使辅助给氧下血氧饱和度仍＜ 90%	需辅助给氧下维持血氧饱和度＞ 90%	呼吸室内空气下血氧饱和度＞ 92%
评 分：			

评分说明　中、深度镇静的离室评分（Aldrete 评分标准）包含 5 个项目，即意识、呼吸、活动度、循环、血氧饱和度。患者镇静操作结束后 2h 内，评分≥ 9 分即符合出室标准。

【参考文献】

金静芬 . 日常护理评估工具（修订版）［M］. 杭州：浙江大学出版社，2016.

31 | 全身炎症反应评估量表

评估指标	评估结果 / 分 值				
	0 分	1 分	2 分	3 分	4 分
心率（次 / min）	60~100	55~59 或 110~119	50~54 或 120~140	41~49 或 141~160	< 40 或 > 160
平均动脉压（mmHg）	70~100	60~69 或 101~110	50~59 或 111~130	40~49 或 131~159	< 40 或 > 160
呼吸频率（次 / min）	12~20	9~12 或 20~25	5~8 或 26~35	< 5 或 36~45	0 或 > 46
血氧饱和度（%）	> 92	85~91	75~84	60~74	< 60
体温（℃）	36.0~37.5	35.0~35.9 或 37.5~38.5	34.0~34.5 或 38.6~39.5	33.1~33.9 或 38.6~39.5	< 33 或 > 40
白细胞计数（×10⁹/L）	4.0~10.0	3.0~3.9 或 14.1~14.9	2.0~2.9 或 15~20	1.0~2.0 或 21~30	< 1 或 > 30
血糖（mmol / L）	3.5~5.6	5.7~8.6	8.7~13.5	13.6~23.0	> 23.1
意识	清醒	嗜睡或烦躁	浅昏迷	昏迷	脑死亡
评分：					

评分说明 全身炎症反应（systemic inflammatory response，SIRS）评估量表包含 8 个指标，即心率、平均动脉压、呼吸频率、氧饱和度、体温、白细胞计数、血糖、意识。0~5 分为Ⅰ期；6~10 分为Ⅱ期；11~15 分为Ⅲ期；16~20 分为Ⅳ期；≥ 20 分为Ⅴ期。

【参考文献】

［1］孟新科.急危重症评分——评价、处理［M］.北京：人民卫生出版社，2008.

［2］Bone R C，Balk R A，Cerra F B，et al. Definitions for sepsis and organ failure and guidelines for the use of innovative therapies in sepsis. The ACCP/SCCM Consensus Conference Committee，American College of Chest Physicians Society of Critical Care Medicine［J］.Chest，1992，101：1644–1645.

32

多脏器功能障碍病情严重度评分系统（Marshall-MODS）

评估指标	评估结果 / 分 值（分）				
	0	1	2	3	4
PaO$_2$/FiO$_2$（mmHg）	> 300	226~300	151~225	76~150	≤ 75
肌酐（μmol/L）	≤ 100	101~200	201~350	351~500	> 500
胆红素（μmol/L）	≤ 20	21~60	61~120	121~240	> 240
PAR（HR×CVP/MAP）	≤ 10	10.1~15.0	15.1~20.0	20.1~30.0	> 30
血小板计数（×10^9/L）	> 120	81~120	51~80	21~50	≤ 20
GCS 分值	15	13~14	10~12	7~9	≤ 6
评分：					

评分说明 多脏器功能障碍病情严重度评分系统（Multiple Organ Dysfunction Syndrome, MODS）包含 6 个指标，即氧饱和度 / 氧浓度、肌酐、胆红素、血压调整性心率（PAR）、血小板计数、GCS 分值。0 分代表脏器功能基本正常；1~4 分代表脏器功能障碍至衰竭，总分 24 分。同时与 ICU 病死率有显著的正相关关系，评估分值 > 20 分时，病死率达 100%；与存活患者住 ICU 时间长短呈正相关关系；各个变量对预后的预测价值：神经系统变量 GCS 对预后影响最大，肝功能变量的影响无明显统计学意义。

量表说明 该量表是由加拿大学者 Marshall 等于 1995 年建立的，纳入 6 个器官系统功能损伤的程度进行评估，该评分法操作简单、实用、可操作性强，可每日对患者进行评估，是目前国内外应用最广泛的评分系统之一。PaO$_2$/FiO$_2$ 的计算，无论使用或不使用呼吸机和 PEEP（positive end-expiratory pressure，呼气终末正压）模式；血清肌酐计算是指无血液透析的状态；PAR（pressure-adjusted heart rate，校正压力下的心率）= 心率 ×（中心静脉压 / 平均动脉压）。

【参考文献】

［1］陈燕惠. 儿科临床常用量表速查手册［M］. 北京：化学工业出版社，2018.

［2］孟新科. 急危重症评分 —— 评价、处理［M］. 北京：人民卫生出版社，2008.

［3］Marshall J C，Cook N J，Christou N V，et a1. Multiple organ dysfunction score：reliable descriptor of a complex clinical outcome［J］. Crit Care Med，1995，23（10）：1638-1652.

33 序贯器官衰竭评分表

评估系统		评估结果 / 分 值				
		0 分	1 分	2 分	3 分	4 分
呼吸系统	PaO_2/FiO_2（mmHg）	≥ 400	< 400	< 300	< 200+ 机械通气 +	< 100+ 机械通气
血液系统	血小板（ ×10^9/L ）	≥ 150	< 150	< 100	< 50	< 20
肝脏系统	总胆红素（ μmol/L ）	< 20	20~32	33~101	102~204	> 204
神经系统	格拉斯哥昏迷评分（分）	15	13~14	10~12	6~9	< 6
肾脏系统	肌酐（ μmol/L ）	< 110	110~170	171~299	300~440	> 440
	尿量（ mL/d ）	≥ 500	—	—	< 500	< 200
循环系统	平均动脉压（ mmHg ）	≥ 70	< 70			
	多巴胺[μg/(kg·min^{-1})]	—	—	≤ 5	> 5	> 15
	多巴酚丁胺	任何剂量				
	肾上腺素[μg/(kg·min^{-1})]	—	—	—	≤ 0.1	> 0.1
	去甲肾上腺素 / [μg/(kg·min^{-1})]	—	—	—	≤ 0.1	> 0.1
评 分：						

评分说明 序贯器官衰竭估计评分（ Sequential Organ Failure Assessment, SOFA ）共针对 6 个系统评分，即呼吸系统、血液系统、肝脏系统、神经系统、肾脏系统、循环系统。

量表说明 该量表是欧洲危重病学会制定的，主要描述器官的功能和 MODS 的发生、发展，也可用来评价患者的病情，与 MODS 评分互为补充。评分系统对于选择治疗措施、预测 MODS 的预后具有重要意义。记录方法为每日记录 1 次最差值。该评分系统可以以连续的形式客观而简单地描述单个器官的功能障碍或衰竭，能评价从轻微的功能障碍到重度衰竭的程度。单个器官系统的分值可反映危重患者器官损害的程度，对脏器重点治疗的方向有非常重要的指导意义。

【参考文献】

［1］陈燕惠. 儿科临床常用量表速查手册［M］.北京：化学工业出版社，2018.

［2］孟新科. 急危重症评分——评价、处理［M］.北京：人民卫生出版社，2008.

［3］Vincent J L, Moreno R, Takala J, et al. The SOFA（ Sepsis-Related Organ Failure Assessment ）Score to describe organ dysfunction/failure. On behalf of the Working Group on Sepsis-Related Problems of the European Society of Intensive Care Medicine［J］. Intensive Care Med, 1996, 22（7）: 707-710.

34 | 血压与中心静脉压的监测意义

血压（BP）	中心静脉压（CVP）	血容量与心功能判定	处 理
降 低	降 低	血容量严重不足	快速扩容
降 低	增 高	心功能不全或血容量相对过多	心血管药、利尿药
降 低	正常（5~12cmH$_2$O）	心功能不全或血容量相对不足	补液试验后用药
正 常	降 低	血容量相对不足	适当扩容
正 常	降 低	容量血管过度收缩	血管药

量表说明 补液试验：取等渗盐水 250mL，于 5~10min 内经静脉注入。若血压升高而中心静脉压不变，则提示血容量不足；若血压不变而中心静脉压升高 3~5cmH$_2$O，则提示心功能不全。

【参考文献】

吴阶平,裘法祖.黄家驷外科学［M］.5 版.北京:人民卫生出版社,1992.

35 | 休克指数

休克程度	休克指数	血容量减少比例（%）
轻度休克	1.0	10~30
中度休克	1.5	31~50
重度休克	2.0	51~70

量表说明 休克指数（shock index，SI）= 脉搏 / 收缩压，正常值为 0.5~0.7。临床中常用于估计失血量及休克程度分级。

【参考文献】

Allgower M, Burri C. Shock index［J］. Dtsch Med Wochenschr, 1967, 92（43）: 1947–1950.

36 估计急性失血量的 4 项指标

评估指标		失血量（mL）
脉 率（次/min）	90~100	500 ±
	101~120	500~1000
	> 120	> 1000
收缩压（mmHg）	80~90	500 ±
	60~79	500~1000
	< 60	> 1000
红细胞比积（%）	30~40	500 ±
	< 30	> 1000
CVP（cmH$_2$O）	< 5	> 1000

【参考文献】

吴阶平,裘法祖.黄家驷外科学[M].5版.北京:人民卫生出版社,1992.

第四部分

心血管内科评估量表

37 | GRACE 危险评分系统

评估指标		分值(分)	评估指标		分值(分)
Killip 分级	Ⅰ级	0	收缩压(mmHg)	< 80	58
	Ⅱ级	29		80~99	53
	Ⅲ级	39		100~119	43
	Ⅳ	59		120~139	34
心率(次/min)	< 50	0		140~159	24
	50~69	3		160~199	10
	70~89	9		≥ 200	0
	90~109	15	年龄(岁)	< 30	0
	110~149	24		30~39	8
	150~199	38		40~49	25
	≥ 200	46		50~59	41
	≥ 90	100		60~69	58
肌酐(mg/dL)	0~0.39	1		70~79	75
	0.40~0.79	4		80~89	91
	0.80~1.19	7	院前心脏骤停	—	39
	1.20~1.59	10	ST 段下移	—	28
	1.60~1.99	13	心肌酶升高	—	14
	2.00~3.99	21	—	—	—
	> 4.00	28	—	—	—

评分:

评分说明 GRACE 危险评分系统共有 8 个指标,即 Killip 分级、心率、肌酐、收缩压、年龄、院前心脏骤停、ST 段下移、心肌酶升高。评分≤ 108 分者为低危,提示院内死亡风险< 1%;评分 109~140 分者为中危,提示院内死亡风险 1%~3%;评分> 140 分者为高危,提示院内死亡风险> 3%。

【参考文献】

张筠婷,王勇. GRACE 评分和 CRUSADE 评分在急性冠状动脉综合征中的应用[J].中华临床医师杂志(电子版), 2013, 7(3): 133–135.

38 CRUSADE 风险评分表

评估指标		分值（分）	评估指标		分值（分）
血细胞比容（%）	＜31	9	性别	男	0
	31.0~33.9	7		女	8
	34.0~36.9	3	心力衰竭	否	0
	37.0~39.9	2		是	7
	≥40	0	既往血管疾病	否	0
肌酐清除率（mL/min）	≤15	39		是	6
	＞15~30	35	糖尿病	否	0
	＞30~60	28		是	6
	＞60~90	17	收缩压（mmHg）	≤90	10
	＞90~120	7		91~100	8
	＞120	0		101~120	5
心率（次/min）	≤70	0		121~180	1
	71~80	1		181~200	3
	81~90	3		≥201	5
	91~100	6	—	—	—
	101~110	8	—	—	—
	111~120	10	—	—	—
	≥121	11	—	—	—

评分：

评分说明 CRUSADE 风险评分表包括入院时的 8 个指标，即血细胞比容＜36%、肌酐清除率、心率、性别（女）、心力衰竭、既往血管疾病、糖尿病和收缩压。评分≤20 分者为极低危；21~30 分者为低危；31~40 分者为中危；41~50 分者为高危；＞50 分者为极高危。

量表说明 CRUSADE 出血评估量表是对急性 ST 段抬高型心肌梗死（ST-segment elevation myocardial infarction, STEMI）患者接受直接经皮冠状动脉介入（percutaneous coronary interventon, PCI）术后发生院内大出血的预测能力。

目前，全球常用的出血预测模型包括 CRUSADE 评分、ACTION 评分和 ACUITY-HORIZONS

评分，其中 CRUSADE 评分是基于急性非 ST 段抬高心肌梗死（non-ST-segment elevation myocardial infarction, NSTEMI）人群建立；ACTION 评分基于急性心肌梗死（acute myocardial infarction, AMI）人群建立，包含 STEMI 及 NSTEMI；ACUITY-HORIZONS 评分基于整个 ACS 人群建立。CRUSADE 评分、ACTION 评分的准确性均优于 ACUITY-HORIZONS 评分。

鉴于目前 CRUSADE 评分的准确性、简单性、广泛性，建议对于接受 PPCI 的急性 STEMI 患者应用 CRUSADE 评分进行出血风险分层，结合临床实际制定合理的治疗方案。

【参考文献】

［1］张筠婷，王勇. GRACE 评分和 CRUSADE 评分在急性冠状动脉综合征中的应用［J］. 中华临床医师杂志（电子版），2013，7（3）：133-135.

［2］周生辉，刘然，郑文，等. 不同风险评分对急性 ST 段抬高型心肌梗死患者直接经皮冠状动脉介入术后发生院内大出血的预测能力比较［J］. 中国医药，2017，12（9）：1281-1285.

［3］Subherwal S, Bach R G, Chen A Y, et al. Baseline risk of major bleeding in non-ST-segment-elevation myocardial infarction：the CRUSADE（Can rapid risk stratification of unstable angina patients suppress adverse outcomes with early implementation of the ACC/AHA guidelines）bleeding score［J］. Circulation，2009，119（14）：1873-1882.

39 UA/NSTEMI 患者 TIMI 评估量表

评估条目	分值（分）
年龄≥65 岁	1
≥3 个冠心病危险因素（如：冠心病家族史、高血压、高脂血症、糖尿病、吸烟等）	1
已知冠心病（冠状动脉狭窄≥50%）	1
1 周内服用阿司匹林	1
严重心绞痛（24h 内发作≥2 次）	1
心肌损伤标志物升高	1
ST 段偏移≥0.5mm	1
评分：	

评分说明 不稳定性心绞痛（UA）/ 非 ST 段抬高性心肌梗死（NSTEMI）患者，Thrombolysis in Myocardial Infarction（TIMI）评估量表包含 7 个条目，即年龄、冠心病危险因素、冠心病病史、服用阿司匹林、严重心绞痛、心肌损伤标志物升高、ST 段偏移。评分 0~2 分者为低危，3~4 分者为中危，5~7 分者为高危。

【参考文献】

中国医师协会急诊医师分会,国家卫健委能力建设与继续教育中心急诊学专家委员会,中国医疗保健国际交流促进会急诊急救分会. 急性冠脉综合征急诊快速诊治指南（2019 年）[J]. 中华急诊医学杂志,2019,28（4）：421-428.

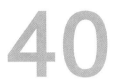# 40

ST 段抬高型心肌梗死患者 TIMI 评估量表

评估条目	分值（分）
年龄≥ 75 岁	3
年龄 65~74 岁	2
糖尿病或高血压或心绞痛	1
收缩压＜ 100mmHg	3
心率＞ 100 次 /min	2
Killp Ⅱ ~ Ⅳ级	2
体重＜ 67kg	1
前壁 ST 段抬高或左束支传导阻滞	1
发病至治疗时间＞ 4h	1
评分：	

评分说明 ST 段抬高型心肌梗死（ST-elevated myocardial infarction，STEMI）患者 TIMI 评估量表包含 9 个条目，即年龄（2 个条目）、糖尿病或高血压或心绞痛病史、收缩压、心率、Killp、体重、心电图异常、发病至治疗时间。评分 0~3 分者为低危；4~6 分者为中危；7~14 分者为高危。

【参考文献】

Morrow D A，Antman E M，Charlesworth A，et a1．TIMI risk score for ST-elevation myocardial infarction：a convenient，bedside，clinical score for score for risk assessment at presentation：an intravenous nPA for treatment of infarcing myocardium early Ⅱ trial substudy［J］．Circulation，2000，102（17）：2031-2037.

41 心房颤动血栓栓塞 / 抗凝出血风险评估量表

1. CHADS2评分标准

评估项目	评估结果 / 分值（分）	
充血性心衰病史（C）	有	1
	无	0
高血压（H）	有	1
	无	0
年龄＞75岁（A）	有	1
	无	0
糖尿病病史（D）	有	1
	无	0
既往脑卒中（S）或TIA病史	有	1
	无	0
评分：		

评分说明 CHADS2评分标准共有5个项目，即充血性心衰病史、高血压、年龄、糖尿病病史、既往脑卒中或TIA病史。评分越高，表示无抗血栓治疗时脑卒中风险越大。CHADS2是代表5个评价指标的英文字头，C（congestive heart failure）、H（hgpertension）、A（age）、D（disabetes melltus）、S（prior stroke）。

结合CHADS2评分美国心脏病协会（ACC）/ 美国心脏学会（AHA）的心房颤动治疗指南的用药建议可参考下表。根据CHADS2评分及其风险程度选择治疗药物。

评分	风险	治疗药物	参考
0	低	阿司匹林	阿司匹林325mg/d似乎更有益处，但小一些的剂量也可能有相似的益处
1	中	阿司匹林或华法林	每日口服阿司匹林或者调整国际标准化比值（INR）至2.0~3.0，是否选择后者主要取决于患者的意愿
2或以上	中或高	华法林	将INR调至2.0~3.0，如无禁忌（如跌倒病史、临床表现明显的胃肠道出血、不能定期检测INR）

2. CHA2DS2-VASc评分标准

评估项目	评估结果 / 分 值（分）	
充血性心力衰竭／左心室功能障碍（LVEF ≤ 40%）（C）	有	1
	无	0
高血压（H）	有	1
	无	0
年 龄≥ 75 岁（A2）	有	2
	无	0
糖尿病病史（D）	有	1
	无	0
脑卒中／血栓形成（S）	有	2
	无	0
血管性疾病（既往心肌梗死、外周动脉疾病和主动脉斑块）（V）	有	1
	无	0
年 龄 65~74 岁（A）	有	1
	无	0
女 性（如无其他因素积分,单纯女性性别不得分）（Sc）	有	1
	无	0
评分：		

评分说明

1.CHA2DS2-VASc 评分标准共 8 个项目,即充血性心力衰竭／左心室功能障碍、高血压、年龄（A2）、糖尿病病史、脑卒中／血栓形成、血管性疾病、年龄（A）、女性。CHADS2-VASc 是代表 5 个评价指标的英文字头, C（congestive heart failure）、H（hgpertension, ）、A（age, ≥ 75 岁）、D（disabetes melltus）、S（stroke-vascular disease）、A（age, 65~74 岁）、Sc（sex category）。

2. 该评分标准将危险因素分为主要危险因素和非主要危险因素两类。年龄＞ 75 岁及脑卒中史作为房颤的主要危险因素,只要患者存在一个主要危险因素,即可将其作为脑卒中的高危患者。

3. 结合 CHA2DS2-VASc 评分,欧洲心脏病协会（European Society of Cardiology, ESC）的心房颤动处理指南的用药建议可参考下表。根据 CHA2DS2-VASc 评分及其风险程度选择治疗药物。

评 分（分）	风险	参考
0	低	可选择阿司匹林 75~325mg/d 或不处理,优先考虑不处理（Ⅰ类适应证,证据水平 A）
1	中	可选择华法林或阿司匹林 75~325mg/d,优先考虑华法林（Ⅰ类适应证,证据水平 A）
≥2	中或高	推荐口服抗凝血药治疗,如华法林（Ⅰ类适应证,证据水平 A）

量表说明 CHADS2 评分是 2006 年美国脑卒中学会制定的脑梗死一级预防指南中用于估计心房颤动患者的脑卒中风险的量表。欧洲心脏病协会（ESC）心房颤动处理指南（2010 版）提出了 CHA2DS2-VASc 评分系统,进一步拓展了 CHADS2 功能,其作为非瓣膜性房颤患者发生脑卒中风险的评估方法,可确定危险因素,指导抗栓治疗。

【参考文献】

[1] 中华医学会,中华医学会杂志社,中华医学会全科医学分会,等.心房颤动基层诊疗指南（2019年）[J].中国全科医师杂志,2020,19（6）:465-473.

[2] 陈晓春,潘晓东.神经科查体及常用量表速查手册[M].北京:化学工业出版社,2021.

3.心房颤动患者抗栓治疗的出血风险【HAS-BLED】评估系统

评估项目	分 值（分）
高血压（收缩压＞160mmHg）	1
肝功能异常（慢性肝病或胆红素＞2 倍正常值上限,丙氨酸氨基转移酶＞3 倍正常值上限）	1
肾功能异常（慢性透析或肾移植或血清肌酐≥200 μmmol/L）	1
脑卒中	1
出 血[既往出血史和（或）出血倾向]	1
INR 值易波动（INR 不稳定,在治疗窗内的时间＜60%）	1
年 龄＞65 岁	1
药 物（应用抗血小板药物或非甾体类抗炎药）	1
酗 酒	1
评 分:	

评分说明 心房颤动患者抗栓治疗的出血风险（HAS-BLED）评估系统包含9个项目,即高血压（H）、肝、肾功能不全（A）、脑卒中（S）、出血（B）、异常 INR 值（L）、年龄（E）、药物或酗酒（D）。≥3分者为高危出血风险。出血评分结果不能决定是否抗凝,仅作为选择抗凝治疗策略的参考。

【参考文献】

［1］陈晓春,潘晓东.神经科查体及常用量表速查手册［M］.北京:化学工业出版社,2021.

［2］中华医学会,中华医学会杂志社,中华医学会全科医学分会,等.心房颤动基层诊疗指南（2019年）［J］.中国全科医师杂志,2020,19（6）：465-473.

42 | NYHA 心功能分级

等 级	评估标准	备 注
Ⅰ级	患者患有心脏病，但日常活动量不受限制，一般活动不引起疲乏、心悸、呼吸困难或心绞痛	
Ⅱ级	体力活动轻度受限。休息时无自觉症状，但平时一般活动可出现上述症状，休息后很快缓解	
Ⅲ级	活动明显受限。休息时无症状，轻于平时一般活动即可引起上述症状，休息很长时间后症状才可缓解	
Ⅳ级	不能从事任何体力活动。休息状态下也出现心衰症状，稍有体力活动后症状即加重。如无需静脉给药，可在室内或床边活动者为Ⅳa级；不能下床并需静脉给药支持者为Ⅳb级	

分级说明 来源于美国纽约心脏病学会（New York Heart Association，NYHA）制定的心功能分级法，共分 4 个等级，即Ⅰ级、Ⅱ级、Ⅲ级、Ⅳ（Ⅳa、Ⅳb）级。

43 心力衰竭分期

分　期	评估标准	备　注
	心衰高危阶段	
A 期	无器质性心脏病或心衰症状,但有发生心衰的高危因素,如高血压、心绞痛等	
B 期	已有器质性心脏病变,如左室肥厚、左室射血分数降低,但无心衰症状	
	心衰阶段	
C 期	有器质性心脏病且目前或既往有心衰症状	
D 期	需要特殊干预治疗的难治性心力衰竭。尽管采用强化药物治疗,但静息状态时患者仍有明显的心衰症状,常反复住院	

分期说明　2001 年美国纽约心脏病学会(New York Heart Association, NYHA)及美国心脏学会(American Heart Assocition, AHA)提出心衰分期包含 4 期,即 A 期、B 期、C 期、D 期。

【参考文献】
尤黎明,吴瑛 . 内科护理学［M］. 5 版 . 北京:人民卫生出版社, 2014.

第五部分

神经内科评估量表

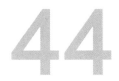

洼田饮水试验

等　级	评估标准	备　注
Ⅰ级	正常，5s 内能顺利将水一次性咽下	
Ⅱ级	可疑，5s 内分 2 次以上无呛咳地将水咽下	
Ⅲ级	能将水 1 次咽下，但有呛咳	
Ⅳ级	分 2 次以上将水咽下，但有呛咳	
Ⅴ级	频繁呛咳，不能将水完全咽下	

分级说明 洼田饮水试验（kubota drinking test）共分 5 个等级，即Ⅰ级、Ⅱ级、Ⅲ级、Ⅳ级、Ⅴ级。根据患者饮下 30mL 清水情况进行吞咽功能分级，Ⅲ～Ⅴ级为异常。评估为Ⅰ～Ⅱ级者，进食时取半卧位，需他人协助完成，予以半流质，安静进食及少量缓慢进食；对于Ⅲ级者，予以管饲。

量表说明 患者取坐位，颈部放松；水杯盛满 30mL 温水，患者如平常一样喝完；观察记录患者饮水过程，完成情况、呛咳及所用时间；根据饮水试验结果进行分级。

【参考文献】

［1］大西幸子，孙启良．摄食、吞咽障碍康复实用技术［M］．赵峻，译．北京：中国医药科技出版社，2000.

［2］王剑，李五一，张竹花，等．吞咽障碍的临床评估［J］．中华耳鼻咽喉头颈外科杂志，2012,47（11）：889-893.

［3］夏文广，郑婵娟，华强，等．吞咽障碍评价标准评定脑卒中后吞咽障碍患者的信度和效度分析［J］．中华物理医学与康复杂志，2009,31：817-819.

45 容量－黏度吞咽评估量表

评估项目		糖浆稠度液体			液体－水			布丁黏稠度		
		5mL	10mL	20mL	5mL	10mL	20mL	5mL	10mL	20mL
安全性 受损	咳嗽反射									
	音质改变									
	血氧饱和度下降									
有效性 受损	唇部闭合									
	口腔残留									
	分次吞咽									
	咽部残留									

评估说明 容量－黏度吞咽（V-VST）评估量表共有 2 个项目,即安全性受损(咳嗽反射、音质改变、氧饱和度下降)、有效性受损(唇部闭合、口腔残留、粉刺吞咽、咽部残留)。

量表说明

1. 食物黏稠度的调配

(1)液体－水,100mL 的杯中盛满水。

(2)糖浆样液体:在室温中,将 140mL 水加入 6.4g 顺凝宝(1 袋)溶解,搅拌直至均匀,倾倒时成细流状。

(3)布丁状稠度半固体:在室温中,将 140mL 水中加入 12.8g 顺凝宝(2 袋)溶解,搅拌直至均匀,倾倒时成块状。

备注:顺凝宝是由雀巢健康科学研发的专为吞咽障碍人群设计的医用食物增稠剂。通过独特流体力学原理,可与各种冷热食物或饮料快速充分混合,帮助液体形成适合吞咽障碍患者的黏稠度,方便吞咽。

2. 检测目的

(1)检测口腔期和咽期吞咽有效性相关的功能障碍。患者摄取使其营养和水合状态良好所需热量、营养和水分能力。

(2)检测咽期吞咽安全性相关的功能障碍。避免患者摄食期间造成误吸等并发症风险。

3. 检测结果

(1)安全性/有效性功能良好:V-VST 测试结果为阴性,患者则无吞咽功能障碍。

(2)有效性受损,安全性未受损:可安全吞咽,但营养素和水摄入量不足。优先方案应选择最低黏稠度和最大体积的流质饮食。

（3）安全性受损（有／无相关有效性问题）：已发生吞咽障碍症状，甚至误吸，应选择最低黏稠度流质适量进食或暂禁食。

【参考文献】

Rofes L，Arreola V，Clave P. The volume-viscosity swallow test for clinical screening of dysphagia and aspiration. Nestle NutrInst Workshop Ser，2012，72：33-42.

46 吞咽障碍评价标准

评估条目	分 值（分）
不适合任何吞咽训练，不能经口进食	1
仅适合基础吞咽训练，不能经口进食	2
可进行进食训练，但仍不能经口进食	3
在安慰中能少量经口进食，但需要静脉或其他非经口营养	4
可经口进食 1~2 种食物，但需要部分静脉或其他非经口营养	5
可经口进食 3 种食物，需要部分静脉或其他非经口营养	6
可经口进食 3 种食物，不需要静脉或其他非经口营养	7
除特别难以吞咽的食物外，均可以经口进食	8
可经口进食，但需要临床观察指导	9
正常进食吞咽能力	10
评 分：	

评分说明 吞咽障碍评价标准有 10 个条目，由藤岛一郎于 1999 年提出，分值为 1~10 分。该标准重点关注患者经口进食能力，分级比较细致。分值越低，表示吞咽障碍程度越严重。评分 ≤ 2 分者为重度异常，3~5 分者为中度异常，6~8 分者为轻度异常，9~10 分者为正常。

【参考文献】

[1] 王剑,李五一,张竹花,等. 吞咽障碍的临床评估[J]. 中华耳鼻咽喉头颈外科杂志,2012,47（11）：889-893.

[2] 夏文广,郑婵娟,华强,等. 吞咽障碍评价标准评定脑卒中后吞咽障碍患者的信度和效度分析[J]. 中华物理医学与康复杂志,2009,31：817-819.

47 内镜吞咽检查

等级	评估标准	分值(分)
1 级	食物未进入气道	1
2 级	食物位于声门上,且能清除	2
	食物位于声门上,但不能完全清除	3
	食物附着于声门,且能完全清除	4
	食物附着于声门,且不能完全清除	5
3 级	食物越过声门,且能完全清除到气道外	6
	食物越过声门,但不能完全清除到气道外	7
4 级	食物越过声门,且没有清除动作,即为静息性误吸	8

评级说明 内镜吞咽检查(fibroptic endoscopic evaluation of swallowing, FEES)将接受 FEES 患者的误吸程度分为无喉渗漏(1 分)、喉渗漏(2~5 分)、误吸(6~7 分)和静息性误吸(8 分)四个等级。

量表说明 患者取坐位或卧位,对齐鼻腔局部以 1% 丁卡因做表面麻醉,后经鼻腔放置电子喉镜,观察咽喉部黏膜情况、声门闭合情况、唾液潴留情况等;嘱患者吞咽制备的美蓝染色糊状食物,如有误吸则停止检查,主要观察其鼻咽反流、咽肌收缩、会厌谷、梨状窝潴留、喉渗漏、误吸等情况。

【参考文献】

[1]强笔,田兴德,汪华,等.纤维内镜检查在吞咽障碍评估中的应用研究[J].中华耳鼻咽喉头颈外科杂志,2009,44：385-388.

[2]王剑,李五一,张竹花,等.吞咽障碍的临床评估[J].中华耳鼻咽喉头颈外科杂志,2012,47（11）：889-893.

[3]Rusenbek J C, Robbins J A, Roecker E B, et al. A penetration aspiration scale [J]. Dysphagia,1996, 11：93-98.

48 ABCD2 评估量表（TIA 患者早期卒中风险系数评估）

评估条目	分值（分）
年 龄≥60 岁	1
血 压≥140/90mmHg	1
临床表现为患者单侧肢体无力	2
临床表现为不伴有肢体无力的言语障碍	1
其他症状	0
症状持续时间≥60min	2
症状持续时间 10~59min	1
症状持续时间＜10min	0
患有糖尿病,口服降糖药或应用胰岛素治疗	1
无糖尿病	0
评 分：	

评分说明 ABCD2（A 指年龄，B 指血压，C 指临床症状，D2 指的是糖尿病和症状的持续时间）评估量表包含 10 个条目,适用于评估 TIA（transient ischemic attack, 短暂性脑缺血发作）患者 48h 内脑卒中的风险。其评分越高,表示脑卒中风险越高。评分 0~3 分者为低危风险,4~5 分者为中危风险,6~7 分者为高危风险。

量表说明 ABCD 评分,基于英国牛津郡卒中项目研究而建立,是最早用于预测 TIA 后 7d 内或 30d 内发生脑卒中风险的评分系统。该量表可用于筛选那些存在高危脑卒中风险的患者,并进行急诊观察和治疗。2007 年 Johnston 等对 ABCD 评分进行改良,衍生出 ABCD2 评分。Merwick 等在 ABCD2 评分的基础上增加了新的项目 —— 双重 TIA,即本次发作前 7 天内有一次早期发作,形成 ABCD3 评分。由于影像技术对脑血管病的重要辅助诊断作用,Merwick 同时也增加了颈动脉和头颅影像学异常的两项指标,形成了 ABCD3-I 评分,能更有效地预测 TIA 患者早期发生脑梗死的风险。ABCD 评分系统项目越多,评价 TIA 患者发生脑梗死风险的效能也越大,但是耗时和费用也同步地增加。权衡其中,ABCD2 评分应用最为广泛。

【参考文献】

[1]陈晓春,潘晓东.神经科查体及常用量表速查手册［M］.北京:化学工业出版社, 2021.

[2]张芳,马少燕,李莉,等.ABCD2 评分联合颈动脉超声评价短暂性脑缺血发作 1 周内进展为脑梗死的临床价值［J］.中国实用医刊,2018,45（23）: 28-31.

[3]葛建新,张祺斌.使用 ABCD2 评分评估短暂性脑缺血发作患者发生脑梗死的风险［J］.中国医

师杂志,2013,15（6）：842-844.

［4］Johnston S C, Rothwell P M, Nguyen-Huynh M N, et a1. 2007. Validation and refinement of scores to predict very early stroke risk after transient ischaemic attack［J］. Lancet,369（9558）：283-292.

49 | NIHSS 量表

评估项目		分值(分)
1. 意识水平 1A. 意识水平 注:即使不能全面评价(如气管插管、语言障碍、气管创伤及绷带包扎等),检查者也必须选择 1 个反应。只在患者对有害刺激无反应时(不是反射)才能记录 3 分	清醒,反应灵敏	0
	嗜睡(轻微刺激能唤醒患者有反应,可回答问题,执行指令)	1
	昏睡或反应迟钝(需反复刺激、强烈或疼痛刺激才有非刻板的反应)	2
	昏迷,仅有反射性活动或自发反应或完全无反应、软瘫、无反射	3
1B. 意识水平提问 注:月份、年龄。回答必须正确,不能大致正常。失语和昏迷者不能理解问题记 2 分,因气管插管、气管创伤、严重构音障碍、语言障碍或其他任何原因不能说话者(非失语所致)记 1 分。可书面回答。仅对初次回答评分,检查者不要提示	2 项均正确	0
	1 项正确	1
	2 项均不正确	2
1C. 意识水平指令 注:要求睁眼、闭眼;非瘫痪侧握拳、松开。仅对最初反应评分,有明确努力但未完成的也给分。若对指令无反应,用动作示意,然后评分。对有创伤、截肢或其他生理缺陷者,应给予适当的指令	2 项均正确	0
	1 项正确	1
	2 项均不正确	2
2. 凝视 注:只测试水平眼球运动。对随意或反射性眼球运动记分。若眼球侧视能被自主或反射性活动纠正,记 1 分。若为周围性眼肌麻痹记 1 分。对失语者,凝视是可以测试的。对眼球创伤、绷带包扎、盲人或有视力、视野疾病者,由检查者选择一种反射性运动来测试,建立与眼球的联系,然后从一侧向另一侧运动,偶尔能发现凝视麻痹	正常	0
	部分凝视麻痹(单眼或双眼凝视异常,但无被动凝视或完全凝视麻痹)	1
	强迫凝视或完全凝视麻痹(不能被头眼动作克服)	2

续 表

评估项目		分值（分）
3. 视 野 注：若患者能看到侧面的手指，记录正常。若单眼盲或眼球摘除，检查另一只眼。明确的非对称盲（包括象限盲），记1分。任何原因的全盲记3分。若濒临死亡的记1分，结果用于回答问题11	无视野缺损	0
	部分偏盲（包括象限盲）	1
	完全偏盲	2
	双侧偏盲（全盲，包括皮质盲）	3
4. 面 瘫 注：语言指令或动作示意，要求患者示齿、扬眉和闭眼。对反应差或不能理解的患者，根据有害刺激时表情的对称情况评分	正常	0
	轻微面瘫（鼻唇沟变平、微笑时不对称）	1
	部分面瘫（下面部完全或几乎完全瘫痪）	2
	完全（单侧或双侧瘫痪，上下面部缺乏运动）	3
5 & 6. 上肢运动、下肢运动 注：置肢体于合适的位置，上肢伸展：坐位90°，卧位45°；下肢卧位抬高30°，若上肢在10s内下落、下肢在5s内下落，记1~4分。对失语者用语言或动作鼓励，不用有害刺激。依次检查每个肢体，自非瘫痪上肢开始。对意识水平下降患者，可通过对疼痛刺激的反应来估计。若表现为反射性动作，记4分	上肢：无下落，置肢体于90°（或45°）坚持10s	0
	能抬起但不能坚持10s，下落时不撞击床或其他支持物	1
	可适当抵抗重力，但不能维持坐位90°或仰位45°	2
	不能抵抗重力，肢体快速下落	3
	无运动	4
	截肢或关节融合，解释：5a 左上肢；5b 右上肢	9
	下肢：无下落，抬高30°坚持5s	0
	5s 内下落，不撞击床	1
	5s 内较快下落到床上，可部分抵抗重力	2
	立即下落到床上，不能抵抗重力	3
	无运动	4
	截肢或关节融合，解释：6a 左下肢；6b 右下肢	9

续　表

评估项目		分值(分)
7. 肢体共济失调 注:目的是发现一侧小脑病变。检查时患者睁眼,若患者有视力障碍,应确保检查在无视野缺损中进行。双侧指鼻试验、跟 - 膝 - 胫试验,共济失调与无力明显不成比例时记分。若患者不能理解或肢体瘫痪不记分。盲人用伸展的上肢摸鼻。若为截肢或关节融合,记9分,并解释。昏迷者,记9分	无	0
	1 个肢体有	1
	2 个肢体有,共济失调在右上肢:有	1
	2 个肢体有,共济失调在右上肢:无	2
	截肢或关节融合,解释左上肢:有	1
	截肢或关节融合,解释左上肢:无	2
	截肢或关节融合,解释右上肢:有	1
	截肢或关节融合,解释右上肢:无	2
	截肢或关节融合,解释左下肢:有	1
	截肢或关节融合,解释左下肢:无	2
	截肢或关节融合,解释右下肢:有	1
	截肢或关节融合,解释右下肢:无	2
8. 感 觉 注:用针尖刺激和撤除刺激观察昏迷或失语者的感觉和表情。只对与脑卒中有关的感觉缺失评分。偏身感觉丧失者需要精确检查,应测试身体多处:上肢(不包括手)、下肢、躯干、面部。严重或完全的感觉缺失者,记2分。昏睡或失语者,记1或0分。脑干卒中双侧感觉缺失者,记2分。无反应或四肢瘫痪者,记2分。昏迷患者(1A=3)记2分	正 常	0
	轻 - 中度(患者感觉针刺不尖锐或迟钝,或针刺感缺失,或仅有触觉)	1
	完全感觉缺失(面、上肢、下肢无触觉)	2
9. 语 言 注:命名、阅读测试。要求患者描述图片上发生了什么、说出物品名称、读所列的句子。若视觉缺损干扰测试,可让患者识别放在手上的物品,重复和发音。气管插管者,手写回答。昏迷者,记3分。给恍惚或不合作者选择1个记分,但3分仅给不能说话或一点都不能执行指令者	无失语	0
	轻 - 中度失语(流利程度和理解能力有些缺损,但表达无明显受限)	1
	严重失语(患者语言表达破碎,检查者须推理、询问、猜测,交流困难)	2
	不能说话或完全失语;不能讲或不能理解	3

续　表

评估项目		分值（分）
10. 构音障碍 注:读或重复表上的单词。若有严重的失语,评估自发语言时发音的清晰度。有些发音不清,但能被理解,记1分;言语不清,不能被理解,或是哑者或口吃,记2分。若因气管插管或其他物理障碍不能讲话,记9分。同时注明原因。不要告诉患者为什么做测试。昏迷者,记9分	正常	0
	轻－中度者至少有些发音不清,虽有困难但能被理解	1
	严重者,言语不清,不能被理解	2
	气管插管或其他物理障碍	9
11. 忽视 注:若患者严重视觉缺失影响视觉忽略的检查,皮肤刺激正常,则记为正常。若失语者确实表现为关注两侧,记正常。视觉空间忽略或疾病感缺失可作为忽略的证据	正常	0
	视、触、听、空间或个人的忽略;或对任何一种感觉的双侧同时刺激忽略	1
	严重的偏身忽略;超过一种形式的偏身忽略;不认识自己的手;只对一侧空间定位	2
评分:		

评分说明　美国国立卫生院卒中量表（National Institutes of Health Stroke Scale, NIHSS）包含11个项目,即意识水平、凝视、视野、面瘫、上肢运动、下肢运动、肢体共济失调、感觉、语言、构音障碍、忽视。该量表主要用于评估最近有脑卒中病史的患者,评分越低,表示患者的状态越好。

量表说明

1. 输注tPA 24h后,NIHSS全部评分下降4分或以上者,认为有效。

2. NIHSS评分基本原则:记录该患者的第一反应,即使后面的反应可能更好;注意只记录患者做到的,而不是您认为他能够做到的;边检查边记录,尽量避免诱导患者;对于无法评价的项目,请记录评分为"9",计算机统计学处理时将之自动按缺省值 NIHSS 分值0~42分,但最严重者最多40分,因四肢瘫痪时共济失调评为0分,病情分级:轻型为1~4分,中型为5~15分,中重型为16~20分,重型20分以上。

【参考文献】

［1］陈晓春,潘晓东. 神经科查体及常用量表速查手册［M］. 北京:化学工业出版社,2021.

［2］Wityk R J, Pessin M S, Kaplan R F, et al. Serial assessment of acute stroke using the NIH Stroke Scale［J］. Stroke, 1994, 25 : 362–365.

50 ESSEN 脑卒中风险评分量表

评估项目		分值（分）
年龄	＜65岁	0
	65~75岁	1
	＞75岁	2
高血压		1
糖尿病		1
既往心肌梗死		1
心血管疾病史（除房颤和心肌梗死外）		1
外周动脉疾病		1
吸烟		1
既往 TIA 或缺血性卒中病史		1
评分：		

评分说明 Essen 脑卒中风险评分量表（Essen Stroke Risk Score，ESRS）共有 8 个项目，即年龄、高血压、糖尿病病史、既往心肌梗死、心血管疾病史（除房颤和心肌梗死外）、外周动脉疾病、吸烟、既往 TIA 或缺血性卒中病史。评分 3~6 分者为高度风险，年脑卒中复发风险为 7%~9%；评分＞6 分者为极高度风险，年脑卒中复发风险达 11%。评分≥3 分的患者再发脑卒中或心血管死亡的风险显著高于评分＜3 分的患者，需要实施氯吡格雷强化二级预防抗血小板治疗策略。

量表说明 该量表是目前少数基于缺血性卒中人群判断脑卒中复发风险的预测工具之一，可以很好地合理预测脑卒中和复合心血管事件的发生，是评估患者危险分层并指导用药的理想工具，简便且易于临床操作。该量表适用于相对稳定的门诊就诊的缺血性卒中患者以及住院治疗的急性缺血性卒中患者的脑卒中复发风险预测评估，也可用于研究人群和个体患者的风险分层。

【参考文献】

［1］陈晓春，潘晓东. 神经科查体及常用量表速查手册［M］. 北京：化学工业出版社，2021.

［2］Meng X, Wang Y, Zhao X, et al. 2011. Validation of the essen stroke risk score and the stroke prognosis instrument Ⅱ in chinese patients［J］. Stroke, 42：3619–3620.

51 | 改良 Rankin 评级

等级	评估标准	备注
0 级	完全无症状	
1 级	尽管有症状,但无明显功能障碍,能完成所有日常职责和活动	
2 级	轻度残疾,不能完成病前所有活动,但不需帮助能照顾自己的事务	
3 级	中度残疾,要求一些帮助,但行走不需帮助	
4 级	重度残疾,不能独立行走,无他人帮助不能满足自身需求	
5 级	严重残疾,卧床、大小便失禁,要求持续护理和关注	

评级说明 改良 Rankin 评级共分 6 个等级,即 0 级、1 级、2 级、3 级、4 级、5 级。

量表说明

1. 该量表是由 Rankin 于 1957 年制定的,用于脑卒中结果测量研究,在较少的几个残障评估量表中是最著名的一个。1988 年,Warlow 为研究短暂性脑缺血发作(The United Kingdom transient ischaemic attack, UK-TIA),结合失语和认知的内容对它做了一些修改。

2. 该量表不仅能评估脑卒中患者的全部独立生活能力,还通过参考发病前的情况,增加了新领域的内容。

3. 改良 Rankin 评估量表用于衡量患者脑卒中后功能恢复的结果,需要注意的是该量表仅考虑脑卒中以后发生的症状。若患者无需他人帮助可在辅助装置下行走,则视其为能够独立行走。若两个级别对患者似乎同样适用,经过提问亦不太可能做出绝对正确的选择,则选择较为严重的一级;如进一步提问亦不太可能做出绝对正确的选择,则选择较为严重的一级。

4. 缺点:对住院患者进行残障评定是困难的,应在出院后恢复期进行。虽然修订后的改良 Rankin 评级信度有所提高,但仍需进一步改善。

【参考文献】

陈晓春,潘晓东. 神经科查体及常用量表速查手册［M］. 北京:化学工业出版社,2021.

52 | TIMI 前向血流分级

等级	评估标准	备注
0级(无血流灌注)	血管闭塞部位及远端无前向血流	
Ⅰ级(弥散无灌注)	对比剂部分通过闭塞部分,但不能充盈远端血管	
Ⅱa级(部分灌注)	对比剂充盈< 2/3 受累血管的供应区	
Ⅱb级(延迟灌注)	对比剂完全充盈受累血管的全部供应区,但充盈及清除的速度较正常动脉延迟	
Ⅲ级(完全灌注)	前向血流快速、完全充盈远端血管,并迅速清除	

评级说明 TIMI(thrombolysis in myocardial infarction)前向血流分级共分为 4 个等级,即 0 级、Ⅰ级、Ⅱ级(Ⅱa 级、Ⅱb 级)、Ⅲ级。用于冠状动脉造影予以评定冠脉狭窄的程度,反映冠状动脉再灌注情况、TIMI 的 0 级和 1 级表明冠状动脉未再通;TIMI 2 级和 3 级表明冠状动脉再通(再灌注)。TIMI 分级是评价病变远端血流的标准,虽然其与冠状动脉狭窄程度有一定联系,但一般仅用于冠状动脉急性闭塞和(或)再灌注时评价血流。

【参考文献】

Kleine J F, Wunderlich S, Zimmer C, et al. Time to redefine success TICI 3 versus TICI 2b recanalization in middle cerebral artery occlusion treated with thrombectomy [J]. J Neurointerv Surg, 2017, 9(2): 117–121.

53 | Alberta 急性脑卒中分级早期 CT 评分

前循环区域					后循环区域	分值（分）
皮质下结构区域	分值（分）	大脑中动脉皮质	分值（分）	其他	1.左侧丘脑	1
1.尾状核（C）	1	4.大脑中动脉前皮质区（M1）	1	大脑前动脉区（A）	2.右侧丘脑	1
2.豆状核（L）	1	5.岛叶皮质（I）	1	大脑后动脉区（P）	3.左侧小脑	1
3.内囊（IC）	1	6.大脑中动脉岛叶外侧皮质区（M2）	1	脑干区，包括延髓、脑桥和中脑（Po）	4.右侧小脑	1
—	—	7.大脑中动脉后皮质区（M3）	1	小脑区，包括小脑半球、小脑蚓（Cb）	5.左大脑后动脉供血区	1
—	—	8.M1上方的大脑中动脉皮质（M4）	1	—	6.右大脑后动脉供血区	1
—	—	9.M2上方的大脑中动脉皮质（M5）	1	—	7.中脑	2
—	—	10.M3上方的大脑中动脉皮质（M6）	1	—	8.桥脑	2

评分说明 Alberta 脑卒中项目早期 CT 评分（Alberta Stroke Program Early CT Score，ASPECIS）是评价大脑中动脉供血区早期缺血改变的一个简单、可靠和系统的方法，可对缺血性病变快速进行半定量评价，有助于判定溶栓效果和远期预后。随后该方法拓展至后循环，Puetz 等学者于 2008 年提出了后循环急性脑卒中预后早期 CT 评分（Posterior Circulation Acute Stroke Prognosis Early Ct Score，PC-ASPECTS）。在此基础上，CT 灌注成像、CTA 源图像、MRI 弥散加权成像和 MRI 灌注加权成像等影像技术的发展为该评分系统提供了更强大的技术支持，也拓展了应用范围。

ASPECIS 前 1~10 个条目评分总分为 10 分，早期缺血改变每累及一个区域减 1 分，ASPECTS 评分 =10 —所有 10 个区域总分，0 分提示弥漫性缺血累及整个大脑中动脉，得分越高，提示预后越好。得分＞7 分则提示患者 3 个月后很有希望独立生活，而得分≤7 分提示患者不能独立生活或死亡的可能性大。溶栓治疗后 ASPECTS 评分≤7 分者，其脑出血的危险性是评分＞7 分的 14 倍。

Alberta 急性脑卒中分级早期 CT 评分（ASPECT）是急性前循环脑卒中的标准 CT 分级系统，其对功能结果评价的敏感度为 0.78，特异度为 0.96。

PC-ASPECTS 总分为 10 分，左侧或右侧丘脑、小脑或大脑后动脉供血区的每处早期缺血改变减去 1 分，中脑或桥脑的每处早期缺血改变减去 2 分。PC-ASPECTS 的缺点是缺乏对延髓区域的评价。

【参考文献】

［1］陈晓春,潘晓东.神经科查体及常用量表速查手册［M］.北京:化学工业出版社,2021.

［2］Haussen D C, Dehkharghani S, Rangaraju S, et al. Automated CT perfusion ischemic core volume and noncontrast CT ASPECTS（Alberta Stroke Program Early CT Score）: correlation and clinical outcome prediction in large vessel stroke［J］. Stroke, 2016,47 : 2318–2322.

54 | 洛桑评分

评估项目	分值（分）
A— 年龄：每增加 5 岁	1
B— 严重性：NIHSS 评分每 1 分	1
T— 起病至入院的时间超过 3h	2
R— 视野范围缺损	2
A— 即刻血糖＞ 7.3mmol/L 或＜ 3.7mmol/L	1
L— 意识水平降低	1
评分：	

评分说明 从 0 岁算起；从起病至接受治疗时间小于 3h，计 0 分；任何与脑卒中相关的视野缺损计 2 分，无视野缺损计 0 分；即刻血糖为 3.7~7.3mmol/L，计 0 分；正常意识水平，计 0 分。

量表说明 Ntaios 教授等于 2012 年提出了一个简单的适用于急诊情况下对缺血性脑卒中预后做出评价的床旁评分量表。该量表有较好的外部效度对临床实践和探索来说是一个有用的工具。

洛桑评分是一个简单的适用于急诊对缺血性脑卒中预后做出评价的床旁量表。优点如下：一是可以在床旁快速统计评分而无需复杂的数学公式；二是洛桑评分现有的形式无需脑部影像学信息，使用便捷。该量表有较好的外部效度，对临床实践和研究均是一个有用的工具。

由于缺血性脑卒中超急性期治疗的临床前评估是即刻需要的，而多模式神经影像及溶栓治疗技术不一定能广泛应用。因此，溶栓、血管内治疗及多模式神经影像学资料没有包括在本量表中。

【参考文献】

陈晓春,潘晓东.神经科查体及常用量表速查手册［M］.北京:化学工业出版社,2021.

SSS-TOAST 分型

分　型		评估标准
大动脉粥样硬化	肯定	责任动脉有粥样硬化导致阻塞或≥50%管径狭窄和责任血管外的区域无急性梗死
	极可能	过去1个月内有发作一次(含)以上相同血管的暂时性单眼黑矇、TIA或脑卒中或责任动脉(脊椎动脉除外)有粥样硬化导致几近完全阻塞或非慢性完全阻塞或在受影响的血管支配区域内有分水岭梗死、多发性或不同时间的梗死
	可能	责任动脉有粥样硬化狭窄小于50%,但有发现同时过去有发作二次(含)以上相同血管的黑矇、TIA或脑卒中,其中至少一次发生在过去1个月内或临床有大动脉粥样硬化的证据,但是其他病因的评估未完善
主动脉及心源性	肯定	有高危险性心源性脑栓塞的证据存在
	极可能	有系统性栓塞的证据存在或有急性多发性脑梗死及时发生在左右前循环或前后循环,而其责任血管没有发现完全阻塞或几近完全阻塞;其他可能造成多发性脑梗死的原因,如:血管炎、血管病、血液病或血流动力学不稳定需排除
	可能	有低危险性或不确定危险性脑栓塞的证据存在或临床有主动脉弓及心源性脑栓塞的证据,但是其他病因的评估未完善
小动脉闭塞	肯定	影像上显示有一个与临床相符的病灶,直径小于20mm,位于颅底或脑干的穿支动脉。穿支动脉源头的载体动脉没有发现其他病理变化,如:局部粥样硬化、动脉夹层、血管炎或血管痉挛等
	极可能	过去1周有发生相同症状的TIA,症状符合腔隙梗死综合征
	可能	临床符合典型强袭梗死综合征,但是影像上未发现相符合的腔隙性梗死或临床有小动脉阻塞的证据,但是其他病因的评估未完善

分 型		评估标准
其他病因	肯 定	确认存在一个病因影响脑部血管造成相符合的临床症状
	极可能	确认存在一个疾病与脑梗死发生的关系明确且密切,如动脉夹层、心脏血管手术或心血管介入
	可 能	临床有其他病因的证据,但是前述所列病因的评估未完善
病因不明	无确定病因(即不符合前述所列的"肯定"或"可能"诊断标准)	(1)隐源性脑栓塞:血管摄影发现在一条看起来正常的脑血管内有血栓造成突然完全阻塞或有影像证据显示一条先前完全阻死的血管又再通或有急性多发性脑梗死发生,而其责任血管没有发现异常 (2)其他隐源性:不符合隐源性脑栓塞之诊断标准 (3)未完善评估:由检查者判断未完善施行必要之检查项目
	难分类病因	存在超过一种的病因证据,符合两个(含)以上或没有"极可能"的诊断标准

量表说明 SSS-TOAST 是 2005 年由美国哈佛医学院的 Ay 等提出的以 TOAST 为基础的新的缺血性脑卒中分型,简称 SSS-TOAST 分型。其中,SSS 为 stop stroke study 的简称,即基于停止脑卒中研究。SSS-TOAST 仍维持 5 个分型,主旨是希望能改进原始 TOAST 的缺点,并且提高学者间对缺血性脑卒中分类判断的一致性。该分型将弥散加权成像及灌注成像、CTA/MRA(CT 血管成像 / 磁共振血管成像)、经胸及经食管超声心动图等现代医疗检查项目纳入 TOAST 分类中,也希望能降低原因未明的脑卒中的比例。

SSS-TOAST 是以经典 TOAST 为基础进行的改良方法,相对于经典 TOAST,SSS-TOAST 每一分型又根据证据的强度不同分肯定、可能、极可能三级,增加了分型的合理性;大动脉粥样硬化诊断中,增加了狭窄小于 50% 但有易损斑块的标准;心源性分为高危及低危;小动脉闭塞由 1.5cm 增加到了 2.0cm,诊断中明确提出其穿支动脉的载体动脉不能有狭窄;病因不明又分无确定病因和难分类病因。SSS-TOAST 的诊断流程中也体现了三级病因的应用。

SSS-TOAST 分型的优点是有效地减少了对大动脉粥样硬化性梗死的漏诊,并且增加了分型的合理性;同时,SSS-TOAST 也存在部分问题,如其对每一型区分为肯定、极可能和可能,增加了合理性,但临床操作繁琐,需要借助电脑软件分类,对大动脉粥样硬化性脑梗死未进行发病机制分型,以及在所有诊断中未提到小血管影像学,从而忽视了临床上小血管病的重要性等。

【参考文献】

［1］陈晓春, 潘晓东. 神经科查体及常用量表速查手册［M］. 北京:化学工业出版社, 2021.

［2］Adams H P Jr, Bendixen B H, Kappelle L J, et al. Classification of acute ischemic stroke. Definitions for use in a multicenter clinical trial. TOAST. Trial of Org 10172 in Acute Stroke Treatment［J］. Stroke, 1993, 24（1）: 35–41.

56 肌张力评定分级

等 级	肌张力	评估标准
0 级	软 瘫	被活动肢体无反应
1 级	低张力	被活动肢体反应减弱
2 级	正 常	被活动肢体反应正常
3 级	轻、中度增高	被活动肢体有阻力反应
4 级	重度增高	被活动肢体有持续性阻力反应

分级说明 肌张力评定分级共 5 个等级，即 0 级、1 级、2 级、3 级、4 级。

【参考文献】
孟新科.急危重症评分 — 评价、预测、处理［M］.北京：人民卫生出版社，2008.

57 肌力分级标准

等 级	评估标准	备 注
0 级	完全瘫痪	
1 级	只能见到肌肉收缩,但不足以引起肢体的运动	
2 级	肢体只能沿床面伸屈水平运动,不能克服重力抬离床面	
3 级	肢体能抬离床面,但不能抵抗施加的阻力作用	
4 级	肢体能抵抗阻力,但力量比正常力量弱	
5 级	正常肌力	

分级说明 肌力分级标准共 6 个级别,即 0 级、1 级、2 级、3 级、4 级、5 级。

【参考文献】

杨丽丽,陈小杭. 急重症护理学[M]. 北京:人民卫生出版社,2009.

58 国立医院癫痫发作严重程度量表

评估项目		分值（分）
全身性惊厥	存 在	4
	无	0
摔 倒	从来没有	0
	偶 尔	1
	经 常	2
	几乎总是	3
	总 是	4
受 伤	无	0
	轻度受伤或头痛	2
	咬到舌头或严重头痛	3
	烧伤、烫伤、切割伤，骨折	4
大小便失禁	无	0
	偶 尔	2
	经 常	2
	几乎总是	4
	总 是	4
意识丧失	无先兆	2
	有时有先兆	1
	有先兆或睡眠时发作	0
	无意识丧失	0
恢复时间	< 1min	0
	1~10min	1
	11~60min	2
	1~3h	3
	> 3h	4
自动症	无	0
	轻度或局部阵挛	2
	严重分裂	4
评分：		

评分说明　国立医院癫痫发作严重程度量表（National Hospital Seizure Severity Scale，NHS3）共有 7 个项目，即全身性惊厥、摔倒、受伤、大小便失禁、意识丧失、恢复时间、自动症。该量表根据最后一次就诊以来的发作情况，对患者其中 3 种发作类型进行记录，上述情况中出现频率低于 25%，则描述为偶尔；频率为 25%~50%，则描述为经常；仅有一次癫痫发作且上述情况在此发作中出现，则描述为几乎总是或总是；根据最严重的损伤情况对受伤程度进行评分。NHS3 得分 = 所有指标的得分之和 +1；分值范围为 1~27 分，分数越高，表示发作程度越严重。

量表说明　该量表于 20 世纪 90 年代由英国伦敦神经病学研究所制订，用于评价癫痫发作的严重程度及抗癫痫药物治疗效果的重要量表，是评价新型抗癫痫药物疗效一个重要手段，具有快捷、简便、实用的优势，目前仍是癫痫药物疗效评价的重要量表。其中，S3 是指癫痫发作严重程度量表可用于确定癫痫发作的严重程度及评价临床试验中抗癫痫药物的疗效。

【参考文献】

陈晓春，潘晓东 . 神经科查体及常用量表速查手册［M］. 北京 : 化学工业出版社，2021.

第六部分

呼吸与危重症医学科评估量表

59 肺栓塞临床可能性评估量表

1.简化Wells评分表

评估条目	分 值（分）
既往肺栓塞（PE）或深静脉血栓（DVT）病史	1
心 率≥100 次 /min	1
咯 血	1
肿瘤活动期	1
深静脉血栓临床表现	1
其他鉴别诊断可能性低于肺栓塞	1
评 分：	

评分说明 简化 Wells 评分表共有 6 个条目，评分 0~1 分者表示肺栓塞临床可能性小，≥ 2 分者为可能。

量表说明 深静脉血栓（deep venous thrombosis, DVT）是血管外科的常见急症之一，尤其以下肢 DVT 多见，且易并发肺栓塞（pulmonary embolism, PE），严重者危及患者生命。Wells 评分由 Wells 等于 1997 年制定，用于评价下肢 DVT 发生的可能性。

【参考文献】

[1]刘原源,程兆忠,赵月.常见肺栓塞评分量表及其应用[J].国际呼吸杂志,2020,40（1）:57–62.

[2]中华医学会呼吸病学分会肺栓塞与肺血管病学组,中国医师协会呼吸医师分会肺栓塞与肺血管病工作委员会,全国肺栓塞与肺血管病防治协作组.肺血栓栓塞症诊治与预防指南[J].中华医学杂志,2018,98（14）:1060–1087.

[3]Gibson N S, Sohne M, Kruip M J, et al. Further validation and simplification of the Wells clinical decision rule in pulmonary embolism［J］.Thromb Haemost, 2008, 99（1）: 229–234.

2.改良Geneva评分表

评估条目	分值（分）
年龄＞65岁	1
既往有肺血栓栓塞症或下深静脉血栓症病史	3
1个月内全麻外科手术或下肢骨折	2
活动性恶性肿瘤（实体或血液恶性肿瘤活动性，或接受治疗在1年内）	2
单侧下肢疼痛	3
咯血	2
心率75~94次/min	3
心率≥95次/min	5
下肢深静脉触痛（即单侧下肢水肿）	4
评分：	

评分说明 改良Geneva评分表共有9个条目。评分≤3分者为低危，4~10分者为中危，≥11分者为高危。

量表说明 单侧下肢水肿：除目测外，还需进行双下肢周径测量（髌骨下缘10cm处，髌骨上缘15cm处），左、右下肢相同部位周径相差1cm以上者，予以评分；双下肢水肿是由明确的心、肝、肾或静脉瓣功能不全导致的水肿且双侧周径相等者，不予评分。

【参考文献】

［1］刘原源，程兆忠，赵月.常见肺栓塞评分量表及其应用［J］.国际呼吸杂志，2020，40（1）：57-62.

［2］叶艳平，李艳彦，陈谨，等.Wells评分和修改的Geneva评分对急性肺栓塞的预测价值［J］.中华内科杂志，2012，51（8）：626-629.

［3］Le Gal G, Righini M, Roy P M, et al. Prediction of pulmonary embolism in the emergency department：the revised Geneva score［J］. Ann Intern Med, 2006, 144（3）：165-171.

3.Geneva预后评分表

评估条目	分值（分）
肿 瘤	2
收缩压＜ 100mmHg	2
深静脉血栓病史	1
心力衰竭	1
动脉血 $PaO_2 ＜ 8kPa$	1
超声检查提示存在深静脉血栓	1
评分：	

评分说明　Geneva 肺栓塞（PE）预后评分表共有 6 个条目。评分 ≤ 2 分者为低风险，＞ 2 分者为高风险。

【参考文献】

［1］刘原源,程兆忠,赵月 . 常见肺栓塞评分量表及其应用［J］. 国际呼吸杂志,2020,40（1）：57-62.

［2］Wicki J, Perricr A, Perneger T V, et al. Predicting adverse outcome in patients with acute pulmonary embolism : a risk score［J］.Thromb Haemost,2000,84（4）：548-552.

60 支气管哮喘病情严重程度的分级

等级	评估标准
间歇状态 （第 1 级）	症状 < 1 次 / 周
	短暂出现
	夜间哮喘症状 ≤ 2 次 / 月
	第一秒最大呼气容积（FEV1）占预计值 % ≥ 80% 或呼气流量峰值（PEF）≥ 80% 的本人最佳值，PEF 或 FEV1 变异率 < 20%
轻度持续 （第 2 级）	症状 ≥ 1 次 / 周，但 < 1 次 /d
	可能影响活动和睡眠
	夜间哮喘症状 > 2 次 / 月，但 < 1 次 / 周
	FEV1 占预计值百分比 ≥ 80% 或 PEF ≥ 80% 的本人最佳值，PEF 或 FEV1 变异率 20%~30%
中度持续 （第 3 级）	每日有症状
	影响活动和睡眠
	夜间哮喘症状 ≥ 1 次 / 周
	FEV1 占预计值的百分比为 60%~79% 或 PEF 为本人最佳值的 60%~79%，PEF 或 FEV1 变异率 > 30%
重度持续 （第 4 级）	每日有症状
	频繁出现
	经常出现夜间哮喘症状
	体力活动受限
	FEV1 占预计值的百分比 < 60% 或 PEF < 60% 的本人最佳值，PEF 或 FEV1 变异率 > 30%

评级说明　支气管哮喘病情严重程度的分级共有 4 个等级，即第 1 级、第 2 级、第 3 级、第 4 级。

61 支气管哮喘控制水平的分级

评估项目	分级标准		
	完全控制 （满足以下所有条件）	部分控制 （在任何 1 周内出现以下 1~2 项特征）	未控制 （在任何 1 周内）
白天症状	无（或≤2 次／周）	＞2 次／周	—
活动受限	无	有	—
夜间症状／憋醒	无	有	出现≥3 项 部分控制特征
需要使用缓解药物的次数	无（或≤2 次／周）	＞2 次／周	—
肺功能（PEF 或FEV1）	正常或≥正常预计值／本人最佳值的 80%	＜正常预计值（或本人最佳值）的 80%	—
急性发作	无	≥1 次／年	在任何 1 周内出现 1 次

评级说明 支气管哮喘控制水平的分级包含 3 个等级，即完全控制、部分控制、未控制。

【参考文献】

中华医学会呼吸病学分会哮喘学组．支气管哮喘防治指南（支气管哮喘的定义、诊断、治疗和管理方案）［J］．中华结核和呼吸杂志，2008，31（3）：177–185.

第六部分

62 支气管哮喘急性发作时病情严重程度的分级

评估项目	分级标准			
	轻度	中度	重度	危重
气短	步行、上楼时	稍事活动	休息时	—
体位	可平卧	喜坐位	端坐呼吸	—
讲话方式	连续成句	单词	单字	不能讲话
精神状态	可有焦虑，尚安静	时有焦虑或烦躁	常有焦虑、烦躁	嗜睡或意识模糊
出汗	无	有	大汗淋漓	—
呼吸频率	轻度增加	增加	常 > 30 次 /min	—
辅助呼吸肌活动及三凹症	常无	可有	常有	胸腹矛盾运动
哮鸣音	散在，呼吸末期	响亮、弥漫	响亮、弥漫	减弱，乃至无
脉率（次 /min）	< 100	100~120	> 120	脉率变慢或不规则
奇脉	无，< 10mmHg	可有，10~25mmHg	常有，10~25mmHg（成人）	无，提示呼吸肌疲劳
最初支气管舒张剂治疗后 PEF 占预计值或个人最佳值（％）	> 80%	60%~80%	< 60% 或 < 100L/min 或作用持续时间 < 2h	—
PaO_2（吸空气，mmHg）	正常	≥ 60	< 60	< 60
$PaCO_2$（ mmHg）	< 45	≤ 45	> 45	> 45
SaO_2（吸空气，％）	> 95	91~95	≤ 90	≤ 90
pH	—	—	—	降低

分级说明 支气管哮喘急性发作时病情严重程度的分级共有 4 个等级,即轻度、中度、重度、危重。只要符合某一严重程度的某些指标,而不需满足全部指标,即可提示为该级别的急性发作。

【参考文献】

[1]冯雍,张丽,蔡栩栩,等 . 血清维生素 D 水平与儿童哮喘急性发作严重程度的相关性研究［J］.国际儿科学杂志,2016,43（11）: 888-892.

［2］尚云晓, 冯雍.2014 版全球哮喘防治创议（GINA）解读 —— 与儿童哮喘相关内容［J］. 中国实用儿科杂志,2014（9）：669-672.

［3］中华医学会儿科学会呼吸学组. 儿童支气管哮喘诊断与防治指南［J］. 中华儿科杂志,2008,46（10）：745-753.

［4］中华医学会呼吸病学分会哮喘学组. 支气管哮喘防治指南（支气管哮喘的定义、诊断、治疗和管理方案）［J］. 中华结核和呼吸杂志,2008,31（3）：177-185.

63

慢性阻塞性肺疾患气流受限严重程度的肺功能分级

肺功能等级	FEV1 占预计值（Pred）（%）
Ⅰ 级	FEV1 占预计值≥ 80%，提示患者轻度气流受限
Ⅱ 级	50%≤ FEV1 占预计值< 80%，提示患者中度气流受限
Ⅲ 级	30%≤ FEV1 占预计值< 50%，提示患者重度气流受限
Ⅳ 级	FEV1 占预计值< 30%，提示患者极重度气流受限

评级说明　慢性阻塞性肺疾患（COPD）气流受限严重程度的肺功能分级共有4个等级，即1级（轻度）、2级（中度）、3级（重度）、4级（极重度）。FEV1 指第一秒用力呼气的容积占预计值的百分比，Pred 是指预计值（predicted），FEV1 占预计值（pred）的百分比主要用于判断气道是否有阻力，反映在肺功能检查中，目前肺功能检查是慢性阻塞性肺疾患诊断的"金标准"，即吸入支气管扩张剂后 FEV1/FVC（用力肺活量）< 70% 可确定为气流受限持续存在，同时也是其他气流受限疾病的重要方法。

【参考文献】

［1］刘贝贝, 周庆涛, 贺蓓. 慢性阻塞性肺疾病患者肺通气不均指数的水平及其应用价值［J］. 中华结核和呼吸杂志, 2015, 38（7）: 492–496.

［2］李然, 刘晓芳, 王玉红, 等. 肺功能在支气管哮喘、COPD 及哮喘–COPD 重叠中的差异性分析［J］. 国际呼吸杂志, 2021, 41（19）: 1487–1492.

［3］李晓云, 成玮, 段佳熙, 等. 慢性阻塞性肺疾病晨间症状量表中文版研制及信效度验证［J］. 中华结核和呼吸杂志, 2019, 42（6）: 444–450.

［4］张悦, 邵玉霞. 慢性阻塞性肺疾病的肺功能分级与体质量指数的关系研究［J］. 国际呼吸杂志, 2014, 34（11）: 813–814.

［5］中华医学会呼吸病学分会慢性阻塞性肺疾病学组. 慢性阻塞性肺部疾病诊治指南（2013 年修订版）［J］. 中华结核和呼吸杂志, 2013, 36（4）: 1–10.

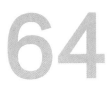

64 稳定期慢性阻塞性肺疾患病情严重程度的综合性评估量表

患者综合评估分组	临床特征	肺功能分级	前一年急性加重次数	mMRC 分级	首选治疗药物
A 组	低风险，症状少	1~2 级	≤ 1 次	0~1 级	SAMA 或 SABA，必要时
B 组	低风险，症状多	1~2 级	≤ 1 次	≥ 2 级	LAMA 或 LABA
C 组	高风险，症状少	3~4 级	≥ 2 次	0~1 级	ICS 加 LABA，或 LAMA
D 组	高风险，症状多	3~4 级	≥ 2 次	≥ 2 级	ICS 加 LABA，或 LAMA

评级说明　稳定期慢性阻塞性肺疾患（chronic obstructive pulmonary disease，COPD）病情严重程度综合性评估量表共分为 4 组进行评估。mMRC（medi Medical Research Center）呼吸困难评分指的是改良版英国医学研究委员会呼吸困难问卷，主要用于评估慢性阻塞性肺疾病患者的呼吸困难程度，根据患者呼吸困难的症状分为以下 5 级（0 级：剧烈活动时出现呼吸困难；1 级：平地快步行走或爬缓坡时出现呼吸困难；2 级：由于呼吸困难，平底行走时要比同龄人慢或需要停下来休息；3 级：平地行走 100 米左右或数分钟即需要停下来喘气；4 级：因严重呼吸困难而不能离开家，或是在穿衣、脱衣时即出现呼吸困难，该评分内容较简单，仅反映呼吸困难的单一症状。

慢性阻塞性肺疾患诊断符合《慢性阻塞性肺疾患诊治指南》（2013 修订版）及《慢性阻塞性肺疾患全球倡议》（GOLD），排除存在哮喘、支气管扩张、肺结核、肺癌等疾病以及近 1 个月内出现过慢性阻塞性肺疾患急性加重者，急性加重判定标准为符合呼吸困难加重、痰量增多、脓性痰液等 3 项标准中的 2 项及 2 项以上者。

量表说明　SABA，短效 β2 受体激动剂；SAMA，短效抗胆碱能药物；LABA，长效 β2 受体激动剂；LAMA，长效抗胆碱能药物；ICS，吸入糖皮质激素。

【参考文献】

［1］乔丽旻，张泽明，王静，等 . FEV 1% pred 与 SGRQ、mMRC、CAT 评分在 COPD 患者中的相关性研究［J］. 国际呼吸杂志，2021，41（19）：1493-1499.

［2］Zhou Q T, Mei J J, He B, et al. Chronic obstructive pulmonary disease assessment test score correlated with dyspnea score in a large sample of Chinese patients［J］. Chinese Medical Journal，2013，126（1）：11-15.

第七部分

消化内科评估量表

65 改良 Child-Pugh 评分标准

评估指标	评估标准 / 分值（分）		
	1	2	3
肝性脑病阶段（期）	无	1~2 期	3~4 期
腹水	无	轻度	中重度
总胆红素（μmol/L）	＜ 34	34~51	＞ 51
白蛋白（g/L）	＞ 35	28~35	＜ 28
凝血酶原时间（s）	＜ 4	4~6	＞ 6
评分：			

分级说明 改良 Child-Pugh 分级标准包含 5 个指标，即肝性脑病阶段（期）、腹水、总胆红素、白蛋白、凝血酶原时间。该量表是临床上常用的用以对肝硬化患者的肝脏储备功能进行量化评估的分级标准。该标准最早由 Child 于 1964 年提出，总分值相加，最高为 15 分，最低为 5 分，从而根据分值将肝脏储备功能分为 A、B、C 级，分别为 3 种不同严重程度的肝脏损害（分值越高，表示肝脏储备功能、越差）。

由于患者的一般状况常常不容易计分，随后 Pugh 提出用肝性脑病的有无及其程度代替一般状况，即如今临床常用的 Child-Pugh 改良分级标准。PBC（原发性胆汁性肝硬化）或 PSC（原发性硬化性胆管炎）患者总胆红素 17~68 μmol/L 为 1 分，68~170 μmol/L 为 2 分，＞ 170 μmol/L 为 3 分。

① A 级：5~6 分为手术风险度小，预后最好，1~2 年存活率为 85%~100%；B 级：7~9 分为中度手术风险，1~2 年存活率为 60%~80%；C 级：≥ 10 分为手术风险度较大，预后最差，1~2 年存活率为 35%~45%。Child-Pugh 分级标准提出后，为肝硬化患者治疗方案的选择提供了较具体的临床参考，具有重要的临床价值。

②代偿性肝硬化：一般属于 Child-Pugh A 级。影像学、生物化学或血液检查有肝细胞合成功能障碍或门静脉高压症（如：脾功能亢进及食管胃底静脉曲张）依据，或组织学符合肝硬化诊断，但无食管胃底静脉曲张破裂出血、腹水或肝性脑病等严重的并发症。

③失代偿性肝硬化：一般属于 Child-Pugh B、C 级。患者已发生食管胃底静脉曲张破裂出血、肝性脑病、腹水等严重并发症。

【参考文献】

[1]谢浩荣,王恺,周杰.白蛋白－胆红素评分与 Child-Pugh 评分预测肝癌患者术后肝功能衰竭的效果比较[J].中华肝胆外科杂志,2018,24（3）：173-178.

［2］袁虎方,汪雁博,李勇,等.肝硬化患者血清肌酸激酶、肌酸激酶同工酶-MB 水平与 Child-Pugh 评分的相关性分析［J］.中华诊断学电子杂志,2013,1（1）：35-38.

［3］赵首捷,杨振宇,雷世雄,等.Child-Pugh 评分和 ALBI 分级对 BCLC-B 期肝癌生存预后预测价值比较［J］.中华肝脏外科手术学电子杂志,2021,10（1）：38-42.

［4］Child-Pugh 肝功能改良分级法［J］.中华普通外科学文献（电子版）,2013,7（2）：153.

［5］Pugh R N, Murray-Lyon I M, Dawson J L, et al. Transection of the oesophagus for bleeding oesophageal varices［J］.Br J Surg, 1973, 60（8）：646-649.

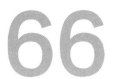 **66** 急性胰腺炎 Balthazar CT 分级

1.Balthazar AP CT分级评分标准

等 级	CT 影像表现	分 值（分）
A 级	正常胰腺	0
B 级	局灶性或弥漫性胰腺肿大或不均匀	1
C 级	胰腺异常 + 胰周脂肪模糊或条状影	2
D 级	单个边界不清的积液	3
E 级	多个边界不清的积液或胰腺内或胰周积气	4
评分：		

注：AP 为 acute pancreatitis 的简称，即急性胰腺炎。

2.Balthazar AP胰腺坏死程度评判标准

坏死范围	CT 影像表现	分 值（分）
无坏死	胰腺均匀强化	0
≤ 30%	无强化区占整个胰腺体积 30% 以下	2
30%~50%	无强化区占整个胰腺体积 30%~50%	4
＞ 50%	无强化区占整个胰腺体积 50% 以上	6
评分：		

评分说明 Balthazar CT 严重程度指数（Balthazar computed tomography severity index，CTSI）＝急性胰腺炎分级＋胰腺坏死程度。增强 CT 是诊断胰腺坏死的金标准。

依照 CT 严重度指数（CTSI）评分分为 3 级：0~3 分为 I 级；4~6 分为 II 级；7~10 分为 III 级。一般 II 级以上为重症胰腺炎。

【参考文献】

[1]陈再智，王志，谭晔，等.急性胰腺炎严重度的多层螺旋 CT 评价 –Balthazar CT 评分与 APACHE II 评分的相关性[J].中华急诊医学杂志,2003,12（7）：492–493.

[2]裴建军,董齐,董明,等.CT 分类标准在评估重症急性胰腺炎预后中的价值[J].中华外科杂志,2010,48（15）：1133–1136.

[3]Balthazar E J, Robinson D L, Meqibow A J, et al. Acute pancreatitis：value of CT in establishing prognosis.Radiology,1990, 174：331–336.

67 | Ranson 评分系统

评估指标		分值（分）
入院时	年龄＞55岁	1
	血糖＞11.1mmol/L	1
	白细胞＞16×10^9/L	1
	谷草转氨酶（AST）＞250U/L	1
	乳酸脱氢酶（LDH）＞350U/L	1
入院48h后	血细胞比容下降＞10%	1
	血尿素氮上升＞1mmol/L	1
	PaO_2＜60mmHg	1
	血钙＜2mmol/L	1
	碱缺乏＞4mmol/L	1
	估计体液丢失量＞6L	1
评分：		

评分说明　Ranson 评分标准为第一个急性胰腺炎评分系统，始用于 1974 年，基于 11 个客观指标（5 项为入院前指标，6 项为发病第 48h 指标），目前仍是临床常用的评分标准之一。随急性胰腺炎严重程度升高，Ranson 评分随之升高。评估分值＜3 分时，急性胰腺炎相关病死率为 0；评估分值＞6 分时，病死率＞50%，且多伴有坏死性胰腺炎；评估分值 3~5 分时，评分和严重程度的相关性欠佳。

【参考文献】

［1］郭子皓，郝建宇. 急性胰腺炎评分系统综述［J］. 临床肝胆病杂志，2011，27（11）：1170-1173.

［2］王静，金霞霞，卢国光，等. 有核红细胞联合 Ranson 评分及 APACHE Ⅱ评分构建重症急性胰腺炎患者的结局预测模型［J］. 中华检验医学杂志，2020，43（1）：63-70.

［3］夏璐，李晓露，诸琦，等. 多中心回顾性研究急性胰腺炎严重程度床边指数的判断价值［J］. 中华消化杂志，2012，32（9）：593-597.

［4］Ranson J H, Pasternack B S. Statistical methods for quantifying the severity of clinical acute pancreatitis［J］. J Surg Res，1977，22：79-91.

［5］Ranson J H, Rifkind K M, Roses D F, et al. Objective early indentification of severe acute pancreatitis［J］. Am J Gastroenterol，1974，61：443-451.

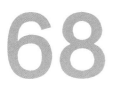

68 急性上消化道出血患者 Rockall 危险性评分系统

评估项目	评估内容 / 分值			
	0 分	1 分	2 分	3 分
年 龄	＜ 60 岁	60~79 岁	≥ 80 岁	—
休 克	收缩压 ≥ 100mmHg 脉搏 ＜ 100 次 /min	收缩压 ≥ 100mmHg 脉搏 ≥ 100 次 /min	收缩压 ＜ 100mmHg 脉搏 ≥ 100 次 /min	—
伴发疾病	无	—	心力衰竭、缺血性心脏病和其他重要伴发疾病	肾脏衰竭 肝脏衰竭 癌肿扩散
胃镜诊断	贲门黏膜撕裂或无异常发现	溃疡、食管静脉曲张等其他病变	上消化道肿瘤	—
活动性出血表现	无或有陈旧性出血点	—	胃内血液潴留、血凝块、裸露血管或喷射性出血	—
评 分:				

评分说明 急性上消化道出血患者 Rockall 危险性评分系统共有 5 个项目,即年龄、休克状况、伴发疾病、胃镜诊断和内镜下出血征象。Rockall 危险性评分按上消化道出血后 Rockall 再出血和死亡危险性评分系统进行,得分 0~2 分者为低危出血风险,3~5 分者为中危出血风险,≥ 6 分者为高危出血风险。

【参考文献】

[1] 陈峰松,赵建妹,周存金 . Rockall 危险性评分判断肝硬化食管静脉曲张破裂出血患者预后的价值 [J]. 中国医师进修杂志,2008,31(12):53-56.

[2] 余毅群,楼国春 . Rockall 危险性积分联合分层护理在急性上消化道出血患者中的应用 [J]. 中华现代护理杂志,2019,25(11):1421-1424.

[3] 中华内科杂志编辑委员会 . 急性非静脉曲张性上消化道出血诊治指南(草案)[J]. 中华内科杂志,2005,44(1):73-76.

[4] Rockall T A, Logan R F, Devlin H B, et al. Risk assessment after acute upper gastrointestinal haemorrhage [J]. Gut,1996,38(3):316-321.

69

急性上消化道出血 GBS 评分系统

评估项目		分值（分）
尿素氮（mmol/L）	＜6.5	0
	6.5~＜8.0	2
	8.0~＜10.0	3
	10. 0~＜25.0	4
	≥25.0	6
血红蛋白（g/L）	男性 ≥130	0
	男性 120~129	1
	男性 100~＜120	3
	男性 ＜100	6
	女性 ≥120	0
	女性 100~＜120	1
	女性 ＜100	6
收缩压（mmHg）	＞109	0
	100~109	1
	90~＜100	2
	＜90	3
脉搏	≥100次/min	1
黑便	—	1
晕厥	—	2
肝脏疾病	—	2
心力衰竭	—	2
评分：		

评分说明 急性上消化道出血 Glasgow−Blatchford Score（GBS）评分系统共有 8 个指标，即尿素氮、血红蛋白、收缩压、脉搏、黑便、晕厥、肝脏疾病、心力衰竭。该评分系统对急性非静脉曲张性上消化道出血（acute nonvariceal upper gastrointestinal bleeding, ANVUGIB）患者再出血、死亡、输悬浮红细胞以及临床干预治疗方面的预测价值，是目前国内应用较多的急性上消化道出血病情评价系统。评分 0~3 分者为低危出血风险，不需要干预；评分 ≥ 6 分者为高危出血风险，需要进行治疗

干预，包括输血、内镜检查或手术；其他得分者，需要临床判断是否需要进行干预。

量表说明 2000 年发表于《柳叶刀》(*Lancet*)的一项苏格兰研究表明，Blatchford 评分能够有效地指导临床干预上消化道出血的价值，其优点是评分系统不涉及内镜检查结果，且敏感性度较高，已被较多研究证实，GBS 在预测死亡及临床干预治疗方面优于其他指标，因此 GBS 评分系统更适用于门诊及无内镜设备的基层医院。研究提示 Blatchford 评估分值 6 分可作为评估患者是否接受输血、内镜止血或手术治疗的切点。评估分值为 7 分，显示患者无胃镜禁忌证，需要尽早做胃镜。

【参考文献】

[1]苏争艳，孙超，蒋肸慧，等. 三种评分系统在肝硬化食管胃底静脉曲张破裂出血患者风险评估中的应用[J]. 中华消化内镜杂志，2020，37(2)：105-110.

[2]赵宁宁，苏争艳，孙超，等. 四种评分系统对急性非静脉曲张性上消化道出血预后评估的应用研究[J]. 中华消化内镜杂志，2018，35(4)：248-252.

[3]Blatchford O, Murray W R, Blatchford M. A risk score to predict need for treatment for upper-gastrointestinal haemorrhage[J]. Lancet, 2000, 356(9238): 1318-1321.

[4]Martinez-Cara J G, Jimenez-Rosales R, Ubeda-Munoz M, et al. Comparison of AIMS65, Glasgow-Blatchford Score, and Rockall Score in a European series of patients with upper gastrointestinal bleeding: performance when predicting in-hospital and delayed mortality[J]. United European Gastroenterol J, 2016, 4(3): 371-379.

70 消化性溃疡出血 Forrest 分级

等级	溃疡病变的内镜下表现	再出血概率（%）
Ⅰa 级	动脉喷射样出血	55
Ⅰb 级	活动性渗血（包括快速或慢速）	55
Ⅱa 级	溃疡见裸露血管,但无出血	43
Ⅱb 级	溃疡有血凝块	22
Ⅱc 级	溃疡有色素点	10
Ⅲ 级	仅有溃疡而无上述表现	5

评级说明 消化性溃疡出血 Forrest 分级共有 3 个等级,即Ⅰ级（Ⅰa、Ⅰb 级）、Ⅱ级（Ⅱa 级、Ⅱb 级、Ⅱc 级）、Ⅲ级。

量表说明 消化性溃疡的内镜下表现一般选择 Forrest 分级加以描述。20 世纪 70 年代,英国爱丁堡皇家医院消化内科 Forrest 等研究发现,对急性上消化道出血患者仅凭其临床症状和影像学检查难以做出正确诊断,常导致治疗延误,而消化内镜则能够明确出血原因,指导后续治疗。Forrest 分级重要性在于通过内镜下征象将上消化道出血（主要指消化性溃疡）病灶进行分类,各分类对应不同的再出血率和病死率,为临床诊断、评估预后以及检验疗效提供了统一标准。不同 Forrest 分级的病灶对应的预后差异显著。此后,Forrest 分级对治疗的指导逐渐引起重视。

【参考文献】

[1]李俊达,何剑琴.不同 Forrest 分级溃疡出血患者内镜下注射治疗的疗效观察[J].中华消化内镜杂志,2004,21（4）:248-250.

[2]李兆申.消化性溃疡出血的 Forrest 分级与内镜治疗[J].中华消化内镜杂志,2013,30（11）:601-603.

[3]Forrest J A H, Finlayson N D C, Shearman D J V.Endoscopy in gastrointestinal bleeding [J].Cancer,1974,2:394-396.

71

溃疡性结肠炎活动性的改良 Mayo 评分系统

评估项目	评估内容 / 分 值			
	0 分	1 分	2 分	3 分
排便次数	正 常	比正常增加 1~2 次 /d	比正常增加 3~4 次 /d	比正常增加 5 次 /d 或以上
便 血	未见出血	不到一半时间内出现便中混血	大部分时间内为便中混血	一直存在出血
内镜发现	正常或无活动性病变	轻度病变(红斑、血管纹理减少、轻度易脆)	中度病变(明显红斑、血管纹理缺乏、易脆、糜烂)	重度病变(自发性出血、溃疡形成)
医师总体评价	正 常	轻度病情	中度病情	重度病情
评分:				

评分说明 溃疡性结肠炎活动性的改良 Mayo 评分系统共有 4 个项目,即排便次数、便血、内镜发现、医师总体评价。评分≤ 2 分且无单项评分,评分＞ 1 分为临床缓解,评分 3~5 分为轻度活动,评分 6~10 分为中度活动,评分 11~12 分为重度活动。

【参考文献】

尤雯丽,赵刚,谷健,等 . 高压氧联合痛泻要方治疗溃疡性结肠炎 52 例疗效观察[J]. 中华航海医学与高气压医学杂志,2021,28(1): 56-60.

第七部分

第八部分

肾内科评估量表

72 伯明翰系统性血管炎活动评分表

临床表现	定义/释义	分值(分)	
		持续	新发/恶化
1. 一般情况(最高评分)		2	3
肌痛	肌肉疼痛	1	1
关节痛或关节炎	关节疼痛或关节炎	1	1
发热≥38.0℃	口腔/腋下体温升高,直肠温度升高至38.5℃	2	2
体重下降≥2kg	非饮食因素导致的体重下降	2	2
2. 皮肤(最高评分)		3	6
梗塞	组织坏死或裂片型出血	1	2
紫癜	非创伤性皮下/黏膜下出血	1	2
溃疡	皮肤连续性的中断	1	4
坏疽	广泛组织坏死	2	6
其他皮肤血管炎	网状青斑、皮下结节、结节红斑等	1	2
3. 黏膜/眼(最高评分)		3	6
口腔溃疡/肉芽肿	口腔炎、深溃疡、"草莓样"牙龈增生	1	2
生殖器溃疡	位于外生殖器或会阴的溃疡	1	1
分泌腺炎症	唾液腺或泪腺炎症	2	4
显著突眼	眼球外突>2mm	2	4
巩膜(外层)炎	巩膜的炎症	1	2
结膜炎/眼睑炎/角膜炎	结膜、眼睑或角膜的炎症,非干燥综合征继发	1	1
视物模糊	视力较前或较基线下降	2	3
突发视力缺失*	急性的视力丧失	*	6
葡萄膜炎	葡萄膜(巩膜、睫状体、脉络膜)炎症	2	6
视网膜改变(血管炎、血栓/渗出/出血)	视网膜血管鞘形成或荧光素血管造影证实的视网膜血管炎、视网膜动脉栓塞或静脉闭塞、视网膜软性渗出(不包括硬性渗出)、视网膜出血	2	6

续　表

临床表现	定 义 / 释 义	分 值（分）	
		持续	新发 / 恶化
4. 耳鼻喉（最高评分）		3	6
血性鼻腔分泌物 / 鼻腔结痂 / 溃疡 / 肉芽肿	血性、黏液脓性鼻腔分泌物，经常堵塞鼻腔的浅或深棕色结痂，鼻镜检查发现的鼻腔溃疡或肉芽肿性损害	2	4
鼻旁窦受累	鼻旁窦压痛或疼痛（通常有影像学证据）	1	2
声门下狭窄	经喉镜证实因声门下炎症、狭窄所致的喘鸣或声嘶	3	6
传导性耳聋	因中耳受累所致的听力丧失（通常经测听法证实）	1	3
感音性耳聋	因听神经或耳蜗受损所致的听力丧失（通常经测听法证实）	2	6
5. 胸 部（最高评分）		3	6
喘 息	体检时发现的喘息	1	2
结节或空洞 *	影像学证实的新发损害	*	3
胸腔积液 / 胸膜炎	胸膜疼痛和（或）体检发现胸膜摩擦音，或影像学证实的胸腔积液	2	4
浸润性病灶	经胸片、CT 证实	2	4
支气管受累	支气管假瘤或溃疡病变。光滑的狭窄性病变包括在 VDI 评分中，声门下损害应记录在耳鼻咽喉部分	2	4
大咯血 / 肺泡出血	大量肺出血，肺癌游走性浸润病灶	4	6
呼吸衰竭	需要人工辅助通气	4	6
6. 心血管（最高评分）		3	6
无 脉	任何肢体的外周动脉搏动消失	1	4
心脏瓣膜疾病	临床或超声证实的主动脉瓣、二尖瓣、肺动脉瓣受累	2	4
心包炎	心包性疼痛和（或）体检发现的心包摩擦音	1	3
缺血性胸痛	典型的心源性疼痛导致心肌梗死或心绞痛的临床病史	2	4
心肌病	经超声心动图证实由于室壁运动减弱所致的严重心脏功能损害	3	6
充血性心力衰竭	经病史或临床检查证实的心力衰竭	3	6
评 分：			

评分说明　一般规则：①仅在疾病表现是活动性血管炎导致时对其进行评分；②如果所有异常是由活动性（非新发或恶化的）血管炎所致，则在"持续"框内进行标记；③应该在首次就诊时完成整个评分，除非部分项目需要专家意见或进一步的实验室/影像学结果；④血清肌酐（Scr）应仅在第1次就诊时评分；⑤带有"★"的项目为与"持续"不符。

【参考文献】

［1］陈江华, 胡伟新, 陈旻, 等. 抗中性粒细胞胞质抗体相关肾炎诊断和治疗中国指南［J］. 中华肾脏病杂志, 2021, 37（7）: 603-620.

［2］Mukhtyar C, Lee R, Brown D, et al. Modification and validation of the Birmingham Vasculitis Activity Score（version 3）［J］. Ann Rheum Dis, 2009, 68（12）: 1827-1832.

73 下肢不宁综合征评定量表

A. 患者有以下主诉之一	是	否
（1）有无失眠或睡眠问题？ 如果"是"，是否因为肢体活动需要而导致的？ （2）是否感觉双下肢不适（或疼痛）？		
上述任何一问题回答是"是"，则继续回答以下问题		
B. RLS 的诊断指标	是	否
过去 7 天内有无以下情况？ （1）是否感觉迫切需要活动脚（手）？ （2）当感觉有这种迫切需要时，是否感觉脚（手）不适感，如：刺、麻、烧灼感、抽动、疼痛？ （3）这种迫切要活动肢体或肢体的不适感是在休息（坐或躺着）或是在不活动的时候开始或加重的？ （4）活动后（如：散步或伸展四肢）是否部分或完全缓解这种迫切活动肢体的欲望或肢体不适感？ （5）这种迫切活动肢体的欲望或肢体不适感是否在夜间较白天更强烈？即这些症状是否只在晚上或夜间产生，或在夜间更糟？在严重的 RLS 中，该诊断标准必须持续存在		
如果上述问题全部回答"是"，该患者可以诊断为 RLS，如果仅有第 1 和第 3 个问题回答"是"，则继续回答下列问题		
相关和支持标准	是	否
（6）一般直系亲属（父母、兄弟姐妹、孩子）中有无相似的症状？（参考问题 1~5） （7）是否经多巴胺治疗（补充递质或多巴胺受体激动剂）后症状缓解？ （8）是否这些症状用其他医学原因或共病无法解释（如：肌肉抽动、体位性的不适感、多发性周围神经病）？		
除上述第 1 和第 3 个问题回答是肯定的之外，如果上述问题（6~8）有至少 1 个的回答是肯定的，则支持 RLS 的诊断		
需要咨询 RLS 专家的情况		
1）诊断仍有疑问或不确定 2）对多巴胺治疗反应不明确或反应不持续 3）症状仅限于单侧下肢		

专家提出需要实施实验评估的睡眠问题
1）白天瞌睡成为最严重的困扰
2）诊断其他睡眠问题（睡眠呼吸暂停综合征或昏睡）
3）对多巴胺反应不良
4）症状不典型
5）年轻（＜30岁），但症状严重
如果条件允许可行多导睡眠图（PSG）检查，可以帮助明确诊断、评估该疾病对睡眠的影响以及排除其他睡眠相关疾病
C.RLS的临床评估
（1）病史询问
1）亲属有无RLS（RLS有明确的遗传性）
2）有无铁缺乏病史（RLS常由铁缺乏导致，怀疑RLS可完善铁蛋白检查）
3）周围神经病（可考虑神经电生理检查，如：肌电图）
4）怀孕（＞20%的妊娠期妇女患有RLS）
5）肾脏疾病（40%的患者有RLS）
6）糖尿病（很大一部分存在RLS）
7）药物导致RLS加重（如抗抑郁药物）
（2）实验室检查
1）血红蛋白（排除贫血）
2）血肌酐、尿素、血白蛋白（排除肾功能不全）
3）血糖
4）血清铁蛋白（应该不低于50 μg/L）

量表说明　下肢不宁综合征作为一种常见的神经科疾病，有3%~10%的人在其一生中的某个阶段，或很长一个阶段，会遭受该疾病的困扰。然而，目前对其诊断标准仍不明确。2011年，Diego（迪亚戈）等学者对此问题进行了探讨，提出了一个包含诊断标准、支持诊断的标准、支持诊断的临床评估等下肢不宁综合征相关问题的量表。

【参考文献】

陈晓春,潘晓东.神经科查体及常用量表速查手册［M］.北京:化学工业出版社,2021.

74 肌少症评分表

评估项目	评估内容 / 分值		
力量 搬运 5kg 重物是否困难	无困难为 0 分	轻度困难为 1 分	非常困难 / 无法完成为 2 分
行走 步行走过 1 个房间是否困难	无困难为 0 分	轻度困难为 1 分	非常困难 / 需要协助 / 无法完成为 2 分
座椅起立 从床上或椅子起立是否困难	无困难为 0 分	轻度困难为 1 分	非常困难 / 没有协助无法完成为 2 分
爬楼 爬 10 阶楼梯是否困难	无困难为 0 分	轻度困难为 1 分	非常困难 / 无法完成为 2 分
跌倒次数 过去 1 年内跌到次数	从未发生跌倒为 0 分	跌倒 1~3 次为 1 分	跌倒≥4 次为 2 分
评分：			

评分说明 肌少症（Strength, Assistance with Walking, Rise from a Chuair, Climb Stairs and Falls, SARC-F）评分表共有 5 个项目，即力量、行走、座椅起立、爬楼、跌倒次数。该评分表能代表患者全身功能状态，因此对于患者不良结局的预测能力较好。力量、行走、座椅起立、爬楼根据患者完成的难易程度分值为 0~2 分；跌倒根据患者过去 1 年内发生次数的多少分值为 0~2 分，总分值为 0~10 分。评分研发人Malmstrom（马尔姆斯特罗姆）和 Morley（摩尔利）推荐评分≥4 分为可疑肌少症患者；<4 分为正常。Malmstrom 和 Morley 建议 SARC-F 评分以 4 为截点划分潜在的肌少症患者和正常老年人。

李敏团队研究结果显示，SARC-F 在以 3 为截点时准确度达到最高，与截点 3 相比，以 4 为截点时灵敏度明显下降，然而特异性明显增高。为更准确地筛查出高危患者，使用 SARC-F 对住院老年人进行肌少症筛查时应选择灵敏度较高的 3 为截点，以最大限度地发现可疑的肌少症患者并进一步确诊进而给予干预措施，而在大型的人群调查中，最好选用 4 为截点，以尽可能准确地排除非肌少症患者，对检出的可疑肌少症患者进行重点关注。

量表说明 SARC-F 评分由美国学者 Malmstrom 和 Morley 于 2013 年研发，用于筛检肌少症患者。该评分仅包含 5 项与老年人功能状态密切相关的问题，无需繁琐的测量。

对于老年住院患者肌少症筛查具有筛查价值，对不良事件（如再住院、跌倒、骨折等）的发生具有预测价值。SARC-F 评分是影响患者再住院的独立危险因素，但患者预后受多种因素影响，评价评分的预后价值需考虑基础疾病的影响。

欧洲老年肌少症工作组（European Working Group on Sarcopenia on Older People，EWGSOP）共识推荐应在老年人群中主动开展肌少症筛查。

【参考文献】

［1］李敏,宋瑰琦,王晓玲,等.SARC-F 评分对住院老年人肌少症筛查的准确性及预后预测能力评价［J］.中国实用护理杂志,2018,34（11）：832-836.

［2］苏琳,曹立,海珊,等.SARC-F 量表及其改良版用于社区老人肌少症评估的筛查和诊断价值研究［J］.实用老年医学,2020,34（11）：1132-1137.

［3］Cesari M.Gambassi G, van Kan G A, et al. The frailty phenotype and the frailty index: different instruments for different purposes ［J］. Age Ageing,2014,43（1）：10-12.

［4］Cruz-Jentoft A J, Baeyens J P, Bauer J M, et al. Sarcopenia European consensus on definition and diagnosis: report of the European Working Group on Sarcopenia in Older People［J］. Age Ageing, 2010, 39（4）：412-423.

［5］Malmstrom T K, Morley J E. SARC-F: a simple questionnaire to rapidly diagnose sarcopenia ［J］. J Am Med Dir Assoc,2013,14（8）：531-532.

［6］Searle S D, Mitnitski A, Gahbauer E A, et al. A standard procedure for creating a frailty index ［J］. BMC Ceriatr,2008,8：24.

第
八
部
分

75 急性肾小管坏死个体病情严重性指数评分表

评估指标	分值(分)	回归系数
年 龄	每10周岁:1分	0.032
性 别(男性)	1/0	−0.086
暴露于肾毒性因素	1/0	−0.109
少 尿	1/0	0.109
低血压	1/0	0.116
黄 疸	1/0	0.122
昏 迷(GCS评分<5分)	1/0	0.150
意 识(正常)	1/0	0.154
辅助呼吸	1/0	0.182
评 分:		

评分说明 急性肾小管坏死个体病情严重性指数(acute renal tubular necrosis-individual severity index, ATN-ISI)评分表共有9个指标,即年龄、性别、肾毒性、少尿、低血压、黄疸、GCS分值、意识、辅助呼吸。该量表目前一般仅应用于评估肾脏功能转归情况,对其应用于急性肾损伤(acute kidney injure, AKI)患者整体病情预后评估方面的研究较少。

ATN-ISI评分建立在急性肾小管坏死患者的统计资料上,对肾外器官因素考虑较少,但对AKI患者死亡的预测效力与APACHE Ⅱ评分相同,ATN-ISI的优势在于评分参数构成简单,易获得,且计算简单;在重症AKI患者病情初期资料不全的情况下,ATN-ISI评分可以比APACHE Ⅱ评分早进行。

当ATN-ISI积分≥0.85分时,病死率为100%;≥0.75分时,均需依赖透析治疗;<0.75分但≥0.58分时,肾功能未恢复正常;<0.58分为肾功能可完全恢复正常。

【参考文献】

[1]李钰,金献冠,胡明磊,等.急性生理和慢性健康评分Ⅱ、急性肾小管坏死个体病情严重性指数评分在急性肾损伤中的应用价值[J].中国基层医药,2015,22(5):685-688.

[2]桑晓红,刘健,李增禄,等.ANT-ISI和SAPS Ⅱ评分对166例急性肾衰竭病情及预后的分析[J].新疆医学,2005,(35):33-35.

第九部分

风湿免疫科评估量表

76 系统性红斑狼疮疾病活动性指数评分

评估项目	分值（分）
抽搐 近期出现，除外代谢、感染、药物引起	8
精神症状 严重紊乱干扰正常活动。排除尿毒症、药物影响	8
器质性脑病 智力的改变伴定向力、记忆力或其他智力功能的损害并出现反复不定的临床症状，至少同时有以下两项：感觉紊乱、不连贯的松散语言、失眠或白天瞌睡、精神运动性活动亢进或减弱。排除代谢、感染、药物所致	8
视觉障碍 系统性红斑狼疮（SLE）视网膜病变，排除高血压、感染、药物所致	8
脑神经病变 累及脑神经的新出现的感觉、运动神经病变	8
狼疮性头痛 严重持续性头痛，可呈偏头痛样，麻醉性镇痛药无效	8
脑血管意外 新出现的脑血管意外，应排除动脉粥样硬化	8
脉管炎 溃疡、坏疽、有触痛的手指小结节、甲周碎片状梗死、出血或经活检、血管造影证实	8
关节炎 2个以上关节痛伴有炎症体征（如：触痛、肿胀或积液）	4
肌炎 近端肌痛或无力伴肌酸磷酸激酶（CPK）升高，或肌电图改变或活检证实	4
管型尿 HB、颗粒管型或RBC管型	4
血尿 红细胞（RBC）>5/HP，排除结石、感染和其他原因引起	4
蛋白尿 24小时尿蛋白测定>0.5g，新出现或近期升高	4
脓尿 白细胞（WBC）>5/HP，排除感染	4
脱发 新出现或复发的异常斑片状或弥散性脱发	2

续　表

评估项目	分 值（分）
新出现皮疹 新出现或复发的炎症性皮疹	2
黏膜溃疡 新出现或复发的口腔或鼻黏膜溃疡	2
胸膜炎 胸膜炎性胸痛伴胸膜摩擦音、渗出或胸膜肥厚	2
心包炎 心包疼痛并至少伴有以下 1 项：心包摩擦音、积液（由心电图或超声心动图证实）	2
低补体 CH50、C3 或 C4 下降，低于正常范围的最低值	2
抗 dsDNA 抗体升高	2
体 温＞ 38℃，需除外感染因素	1
血小板计数＜ 100×10^9/L	1
白细胞＜ 3×10^9/L，需除外药物因素影响	1
评 分：	

评分说明　系统性红斑狼疮疾病活动性指数评分（Systemic Lupus Erythematosus Disease Activity Index，SLEDAI）包含 24 个项目。总的 SLEDAI= 疾病活动指数。SLEDAI 积分对系统性红斑狼疮病情的判断：评分 0~4 分为基本无活动，评分 5~9 分为轻度活动，评分 10~14 分为中度活动，评分≥ 15 分为重度活动。

【参考文献】

[1]曹平,刘红.狼疮肾炎细胞凋亡异常与病情活动的关系[J].中国医师杂志,2015,增刊（上册）:54-55.
[2]陈燕惠.儿科临床常用量表速查手册[M].北京:化学工业出版社,2018.
[3]李吴萍,王海英,杨霞.影响系统性红斑狼疮活动指数评分的主要指标分析[J].中华风湿病学杂志,2012,16（5）:343-345.

77 强直性脊柱炎分级

评估项目		分值(分)
A. 疼痛分级		
0 级	无疼痛	3
1 级	关节不活动时无疼痛。关节活动时有轻痛	2
2 级	关节不活动时亦有疼痛,关节活动时疼痛加重	1
3 级	疼痛剧烈,关节活动因疼痛而明显受限	0
B. 压痛分级		
0 级	无压痛	3
1 级	压迫时患者诉疼痛	2
2 级	压迫时患者不仅诉疼痛,而有畏惧的表情或缩回该关节	1
3 级	患者拒绝医生做压痛检查	0
C. 关节肿胀分级		
0 级	关节无肿胀	3
1 级	关节肿胀,但尚未超过关节附近骨突出部	2
2 级	关节肿胀已较为明显,肿胀处已与骨突出部相平,因此关节周围的软组织凹陷消失	1
3 级	关节高度肿胀.肿胀处已高于附近的骨突出部	0
D. 关节活动障碍分级		
0 级	关节活动正常	4
1 级	关节活动受限 1/5	3
2 级	关节活动受限 2/5	2
3 级	关节活动受限 3/5	1
4 级	关节活动受限 4/5 或强直固定	0

续　表

评估项目		分　值（分）
E. 整体功能分级		
1 级	完全胜任每日的任何活动	3
2 级	能从事正常活动,但有关节活动受限及疼痛	2
3 级	只能自理生活或从事极少数职业性活动	1
4 级	卧床不起或坐轮椅,不能自理生活	0
F. 晨僵分级		
0 级	无晨僵	3
1 级	晨僵时间在 1h 以内	2
2 级	晨僵时间 1~2h	1
3 级	晨僵时间＞ 2h	0
评 分:		

评分说明 　强直性脊柱炎分级共有 6 个等级,即疼痛分级、压痛分级、关节肿胀分级、关节活动障碍分级、整体功能分级、晨僵分级。评分 19 分者为正常或临床治愈;评分 13~18 分者为症状轻微或临床治疗效果显著;评分 7~12 分者为症状明显或治疗相关好转;评分 0~6 分者为症状较重或治疗无效。

【参考文献】

[1]王玥.基于跨理论模型护理干预对强直性脊柱炎患者生存质量的影响研究[D].郑州:郑州大学,2020.

[2]谢雅,杨克虎,吕青等.强直性脊柱炎/脊柱关节炎患者实践指南[J].中华内科杂志,2020,59(7):511-518.

甲状腺、乳腺外科评估量表

78 甲状腺结节 TI-RADS 分级

评估项目 / 分值				
成 分	回 声	形 态	边 缘	强回声
囊性或几乎完全囊性 （0分）	无回声 （0分）	纵横比＜1 （0分）	边界光滑 （0分）	无钙化 （0分）
海绵样 （0分）	高/等回声 （1分）	纵横比＞1 （3分）	边界不确定 （0分）	粗 钙 （1分）
囊实混合性 （1分）	低回声 （2分）		分叶状或不规则 （2分）	周围型钙化 （2分）
实性或几乎完全实性 （2分）	极低回声 （3分）		甲状腺外侵犯 （3分）	点状强回声 （3分）

计算总分决定TI-RADS分级

等级 / 分值 / 处理建议				
TR1	TR2	TR3	TR4	TR5
0分	2分	3分	4~6分	≥7分
TI-RADS 1 级	TI-RADS 2 级	TI-RADS 3 级	TI-RADS 4 级	TI-RADS 5 级
良性 无需 FNA	不怀疑恶性 无需 FNA	低度可疑恶性 若结节直径≥2.5cm，FNA 若结节直径≥1.5cm，随访1、3、5 年	中度可疑恶性 若结节直径≥1.5cm，FNA 若结节直径≥1cm，随访1、2、3、5 年	高度可疑恶性 若结节直径≥1cm，FNA 若结节直径≥0.5cm，每年随访，连续 5 年

评级说明 甲状腺结节 TI-RADS 分级共 5 个等级，即 TR1、TR2、TR3、TR4、TR5。TR1：良性，不需要处理；TR2：恶性风险＜2%，考虑良性，随访；TR3：恶性风险＜5%，低度可疑恶性。≥2.5cm 行细针穿刺，＜2.5cm 随访（1、3、5 年随访）；TR4：恶性风险＜5%~20%，中度可疑恶性。≥1.5cm 行细针穿刺，＜1.5cm 随访（1、2、3、5 年随访）；TR5：恶性风险大于 20%，高度可疑恶性。≥1cm 行细针穿刺，＜1cm 随访（每年随访，持续 5 年）。

【参考文献】

［1］申淑霞，刘书芳，杨改景，等．超声 TI-RADS 分级对甲状腺结节良恶性的诊断价值［J］.临床医学，2021,41（3）：66-68.

［2］蒋丽晴，周平，田双明，等．不同超声风险分层系统评估甲状腺结节的验证和对比研究［J］.中华超声影像学杂志，2018,27（12）：1048-1053.

79 乳腺影像报告和数据系统评估分类

分 类	临床意义	对应处理	恶性概率
0	评估为完成（需结合其他影像学检查）	召 回	不适用
1	阴性	常规随访	0
2	良性	常规随访	0
3	良性较大	3~6 个月随访 + 后续随访	0 ~ 2%
4	可疑恶性		2% ~ 95%
4A	恶性可能性（低）	组织学检查	2% ~ 10%
4B	恶性可能性（中等）		10% ~ 50%
4C	恶性可能性（高）		50% ~ 95%
5	恶性可能性（极高）	组织学检查	> 95%
6	经组织学证实为恶性	其 他	不适用

评估说明 乳腺影像报告和数据系统（Breast Imaging Reporting and Data System，BI-RADS）4A/4B/4C 仅适用于乳腺 X 线与乳腺超声，乳腺 MRI 尚未对 BI-RADS 4 类进行细化。恶性概率 2% ~ 95% 代表 > 2%；≤ 95% 则其他数字区间的表示意义类似。

【参考文献】

[1]牛媛媛，韩瑜，王素琴.BI-RADS 分类在乳腺癌鉴别诊断中的应用价值[J].实用癌症杂志，2021,36（2）：297-300.

[2]阮吟，石彦，宁艳，孙医学.常规超声 BI-RADS 分类结合实时剪切波弹性成像对三阴性乳腺癌的诊断价值[J].中国医疗设备,2019,34（11）：86-89.

[3]苏杭.超声弹性成像对乳腺肿物 BI-RADS 分类的影响[J].临床研究，2020,28（3）：134-136.

[4]中国抗癌协会乳腺诊治指南与规范（2021 年版）[J].中国癌症杂志,2021,31（10）：954-1040.

第十一部分

血管外科评估量表

80 静脉临床严重程度评估量表

评估项目	评估内容 / 分值			
	0 分	1 分	2 分	3 分
疼痛或其他静脉因素导致的不适（如：疼痛、沉重、疲劳、酸痛、灼烧感等）	无	偶尔（活动不受限）	每日（活动受限）	每日（活动明显受限）
静脉曲张（曲张静脉站立时直径≥3mm）	无	少量散在的单支静脉 / 静脉丛，或局限于踝部	多发，局限于小腿或大腿	多发，广泛累及小腿和大腿
静脉性水肿	无	局限于足踝部	累及踝以上及膝部以下	累及膝部及以上
色素沉着（除曲张静脉局部之外，并排除其他非静脉因素）	无	局限于踝周	弥漫至踝部以上及小腿下 1/3	广泛累及超过小腿下 1/3
炎症（如：红斑、蜂窝组织炎、静脉湿疹、皮炎等）	无	局限于踝周	弥漫至踝部以上及小腿下 1/3	广泛累及超过小腿下 1/3
硬化（慢性水肿伴纤维化、皮下组织炎），包括白色萎缩和脂质硬化症	无	局限于踝周	弥漫至踝部以上及小腿下 1/3	广泛累及超过小腿下 1/3
活动性溃疡直径（最大直径）	无	＜ 2cm	2~6cm	＞ 6cm
活动性溃疡时间（最长时间）	无	＜ 3 个月	3 个月 ~1 年	迁延不愈超过 1 年
压力治疗	未使用	间断使用	大部分时间使用	依从性好，持续使用
评 分：				

评分说明 静脉临床严重程度（Venous Clinical Severity Score，VCSS）评估量表共有 10 个项目，总分为 30 分，分值越高，表示病变程度越严重。

【参考文献】

［1］下肢浅静脉曲张诊治共识微循环专家组.下肢浅静脉曲张诊治微循环专家共识［J］.中华老年多器官疾病杂志,2020,19（1）:1-6.

［2］张福先,赵辉.下肢慢性静脉功能不全的评价方式及临床应用［J］.中国实用外科杂志,2015,35（12）:1267-1271.

［3］Vasquez M A, Rabe E, Mclafferty R B, et al. Revision of the venous clinical severity score: venous outcomes consensus statement: special comminication of the american Venous forum ad hoc outcomes Working group. Journal of Vascular Surgery, 2010, 52（5）:1387-1396.

第十二部分

骨科评估量表

Constant-Murley 肩关节功能评分表

评估项目	分值	评估项目	分值
A. 疼痛（15分）		外展（10分）	
无	15	0°~30°	0
轻度	10	31°~60°	2
中度	5	61°~90°	4
重度	0	91°~120°	6
—	—	121°~150°	8
—	—	151°~180°	10
B. 日常生活活动（20分）			
活动水平（10分）		—	
工作限制		外旋（10分）	
无限制	4	手放于头后肘可向前	2
重度受限	2	手放于头后肘可向后	4
重度受限	0	手放于头顶肘可向前	6
娱乐限制		手放于头顶肘可向后	8
无限制	4	手可完全举过头顶	10
中度受限	2	内旋（10分）	
重度受限	0	手背可达大腿外侧	0
睡眠影响		手背可达臀部	2
无影响	2	手背可达骶骨	4
偶尔影响	1	手背可达腰部（L3）	6
经常影响	0	手背可达 T12 椎体水平	8
手部无痛活动到达位置（10分）		手背可达肩胛下角	10
上抬到腰际	2	—	
上抬到剑突	4	—	

续 表

评估项目	分 值	评估项目	分 值
上抬到颈部	6	D.肌力评分(外展肌力,25分)	
上抬到头顶	8	0 级	0
举过头顶部	10	1 级	5
C. 主动活动范围(40 分)		2 级	10
前屈(10 分)		3 级	15
0°~30°	0	4 级	20
31°~60°	2	5 级	25
61°~90°	4	—	
91°~120°	6		
121°~150°	8	—	
151°~180°	10	—	
评 分:			

评分说明 Constant-Murley 肩关节功能评分表由欧洲肩肘关节外科学会(European Society for Shoulder and Elbow Surgery, ESSES)所统一采用的肩关节评分方法,对左侧肩关节和右侧肩关节分别单独评分。Constant 肩关节评分主要包括过去 4 周内肩关节相关的 8 个方面的问题。Constant 肩关节评分系统主观和客观成分的比例是 35∶65。主观部分评分包括疼痛程度评分和对日常生活影响的评分,共计为 35 分;客观部分评估包括肩关节活动范围评分和力量的评分,共计 65 分。

【参考文献】

董志杰,孙辉,李文毅,等 . 术前肩关节功能训练对合并冻结肩的肩袖损伤患者手术效果的影响[J]. 中华骨与关节外科杂志 ,2021,14(1):25-31.

82 | Harris 髋关节功能评分表

	评估项目		分值（分）
	疼痛（44分）		
无	没有或可忽略		44
弱	偶尔疼痛或者意识不到的轻微疼痛,不影响活动		40
轻度	不影响活动,加剧活动后很少引起中等程度的疼痛,可能服用阿司匹林		30
中度	疼痛可忍受,活动受到一些限制,但仍能正常工作,可能偶尔需要服用比阿司匹林药效更强的止痛药物		20
剧烈	经常发生严重疼痛,但能走动,活动严重受限,需要经常服用比阿司匹林药效更强的止痛药物		10
病变	因严重疼痛而致残,卧床不起		0
	功能（47分）		
日常活动	上楼	不需借助扶手	4
		需借助扶手	2
		其他方式上楼	1
		不能上楼	0
	转移	可以乘坐公共交通工具	1
	坐	可以舒适地在任何椅子上坐立 1h 以上	5
		可以舒适地在高位椅子上坐立 0.5h 以上	3
		不能在任何高度的椅子上坐立	0
	穿鞋袜	可轻松完成	4
		有困难但能完成	2
		不能完成	0
步态	跛行	无	11
		轻度	8
		中度	5
		重度	0

续　表

评估项目			分值(分)
步 态	行走支持	不需要	11
		长途行走时需要手杖	7
		大多数行走时需手杖	5
		需单拐	3
		双手杖	2
		双 拐	0
		不能行走	0
	行走距离	无限制	11
		6 个街区,约 600m	8
		2~3 个街区,约 200~300m	5
		只能在室内活动	2
		只能在床上活动	0
关节活动度(5 分)			
屈 伸	0°~45°	(　　)×1.0×0.05	
	46°~90°	{[(　　)−45°]×0.6+45}×0.05	
	91°~110°	{[(　　)−90°]×0.3+72}×0.05	
	≥111°	78×0.05=3.9	
—	任何角度	0	0
外 展	0°~15°	(　　)×0.8×0.05	
	16°~20°	{[(　　)−15°]×0.3+12}×0.05	
	21°~45°	13.5×0.05=0.675	
内 收	0°~15°	(　　)×0.2×0.05	
	≥16°	3×0.2=0.15	
外 旋	0°~15°	(　　)×0.4×0.05	
	≥16°	6×0.05=0.3	
内 旋	任何角度	0	0

续　表

评估项目	分 值（分）
肢体畸形（4分）	
屈曲挛缩＜30°	同时满足4个条件记4分，任一不满足记0分
内收畸形＜10°	
内旋畸形＜10°	
肢体不等长＜3.2cm	
Excellent/优良（≥90分）good/较好（80~89分）fair/尚可（70~79分）poor/差（＜70分）评价等级：	

假体信息		
髋臼杯	股骨柄	
内衬	螺钉	
人工股骨头	—	

评分说明　Harris髋关节功能评分表共有4个项目，即疼痛、功能、关节活动度、肢体畸形。其中关节活动度中的内外旋检查时应采取髋伸直位。

【参考文献】

［1］崔智勇, 王雪, 郭鹏超, 等. 一期人工关节置换修复老年不稳定型股骨转子间骨折: 髋关节功能6个月随访［J］. 中国组织工程研究, 2015, 19（26）: 4123–4126.

［2］黄必留, 余楠生. 人工全髋关节置换术后Harris评分［J］. 现代临床医学生物工程学杂志, 2004, 10（1）: 44–46.

83 改良日本骨科协会腰痛评分表

	评估项目		分值（分）
主观症状	腰腿疼痛程度	无	0
		轻度疼痛或偶有中度疼痛	1
		经常中度疼痛或偶有严重疼痛	2
		经常或持续严重疼痛	3
	麻木程度	无	0
		偶有麻木	1
		经常麻木但可自行缓解	2
		持续麻木不能缓解	3
客观体征	椎旁压痛	无	0
		轻	1
		中	2
		重	3
	肌力	5 级	0
		4~5 级	1
		3~4 级	2
		3 级以下	3
	直腿抬高试验	＞70° 加强试验阴性	0
		＞45° 加强试验阳性	1
		＞30° 加强试验阳性	2
		＜30° 加强试验阳性	3
	放射痛	无	0
		臀或大腿	1
		小腿	2
		足	3

评估项目			分值（分）
日常工作能力	弯腰及提重物	弯腰正常,可提3kg以上重物	0
		可弯腰,但不能提3kg以上重物	1
		不能弯腰及提3kg以上重物	2
		弯腰及提物严重困难	3
	行走距离或时间	可行走1000m或60min以上	0
		可行走500m或30min以上	1
		可行走100m或10min以上	2
		行走困难	3
	每天卧床时间	10h	0
		10~12h	1
		12~16h	2
		＞16h	3
	工作能力	全日制做原来工作	0
		虽能工作但偶尔需要休息	1
		虽能工作但经常需要休息	2
		不能工作	3

评分:

评分说明　总分为30分,病情程度分级轻度者总分≤10分,10＜中度者总分≤20分,20＜重度者总分＜30分。改善率＝［(治疗前分值－治疗后分值)/治疗前分值］×100%。所选病例均满足治疗前临床症状评分积分值＞10分。

评判标准

1. 痊愈:腰部疼痛、下肢放射痛基本消失,腰部功能恢复正常,直腿抬高70°以上,改善率≥75%。

2. 显效:腰部疼痛、下肢放射痛明显减轻,腰部活动功能基本正常,50%≤改善率＜75%。

3. 有效:腰部疼痛、下肢放射痛减轻,腰部活动功能部分恢复,30%≤改善率＜50%。

4. 无效:临床症状及腰部功能较治疗前后未改善,改善率＜30%。

【参考文献】

［1］蔡业珍,邢晓伟,殷锋,等.CT影像学和JOA评分在腰椎间盘突出症病情程度诊断评估中的应用价值［J］.中国实验诊断学,2021,25（7）:1042-1045.

［2］晋娟,周宏玉,王本月.跨学科合作联合康复外科理念在腰椎间盘突出症患者围术期的应用效果［J］.国际护理学杂志,2021,40（7）:1270-1273.

［3］刘京宇,周谋望,侯树勋,等.腰椎退行性疾病术后康复模式研究［J］.中国骨与关节杂志,2016,5（3）:183-187.

［4］孙兵（整理）,车晓明（整理）.日本骨科协会评估治疗（JOA评分）［J］.中华神经外科杂志,2013,29（9）:969.

［5］张宏其,高琪乐,鲁世金,等.影响腰椎间盘突出症患者术后早期疗效的相关因素分析［J］.中国医师杂志,2010,12（7）:865-868.

84 胸腰椎损伤分类及损伤程度评分系统

评估项目	评估内容 / 分值				
	0分	1分	2分	3分	4分
骨折形态	—	压缩型	爆裂型	水平移位或旋转型	牵张型
神经功能损害表现	无损伤	—	神经根损伤、脊髓或圆锥完全性损伤	脊髓或圆锥不完全性损伤、马尾神经损伤	—
后方韧带复合体完整性	无损伤	—	不确定	断裂	—
评分：					

评分说明 胸腰椎损伤分类及损伤程度评分系统（Thoraco-Lumbar Injury Classification Severity，TLICS）共有 3 个项目，即骨折形态、神经功能损害表现和后方韧带复合体完整性。该量表目前在临床上比较常用，且证实具有全面性及较高的可信度和可重复性，易于让低年资医师接受，并可根据分类结果指导临床工作，是值得在临床推广和应用的分类方法，但是由于下腰骶椎解剖结构、生理功能的特殊性，所以应用于下腰骶椎骨折时，TLICS 分类评分系统有一定的局限性。

评估总分为 1~3 分者，选择非手术治疗；评估总分 ≥ 5 分者，选择手术治疗；评估总分 4 分者，则应综合考虑，选择合适的治疗方案。

【参考文献】

［1］黄保，李生鋆，赵凤东. 从胸腰椎骨折到下腰骶椎骨折之 TLICS 到 LSICS［J］. 中华骨科杂志，2016，36（22）：1456-1462.

［2］童勇骏，林杭，郝毅，等. 胸腰椎损伤分型和严重评分临床应用的九个问题探讨［J］. 中华创伤骨科杂志，2017，19（9）：822-828.

［3］张池明，张剑，胡子昂，等. 联合胸腰椎损伤分类与严重度评分和载荷分享评分在胸腰椎骨折手术决策中的应用价值［J］. 中华创伤杂志，2019，35（6）：494-500.

85 | 膝关节 WOMAC 评估量表

评估项目	评估结果 / 分 值（分）				
A. 疼痛程度	没有疼痛	轻 微	中 等	严 重	非常严重
	0	1	2	3	4
在平地行走的候					
上下楼梯的时候					
晚上在床上睡觉的时候					
坐着或者躺着时候					
站立的时候					
评 分：					
B. 僵硬程度	没有僵硬	轻 微	中 等	严 重	非常严重
	0	1	2	3	4
在您早晨刚醒的时候,您髌股关节的僵硬程度如何?					
白天,在您坐着、躺着或者休息时,您关节的僵硬程度如何?					
评 分：					
C. 在以下各种情况下,您感觉困难程度如何?	没有困难	轻 微	中 度	严 重	非常严重
	0	1	2	3	4
下楼梯					
上楼梯					
从椅子上站起来的时候					
站 立					
弯 腰					
在平地行走					
上、下汽车					
逛街、购物					
穿鞋、袜					
起 床					

续　表

评估项目	评估结果 / 分值（分）			
脱鞋、袜				
上床躺下的时候				
进、出浴缸的时候				
坐 位				
坐马桶或者站起的时候				
干比较重的家务活				
干比较轻的家务活				
评 分：				

评分说明　膝关节 WOMAC（Western Ontario and McMaster University Osteoarthritis Index，西安大略和麦克马斯特大学骨关节炎指数）评估量表共有 3 个项目，即疼痛程度、僵硬程度、感觉困难程度。评分＜ 80 分者为轻度，评分 80~120 分者为中度，评分＞ 120 分者为重度。

【参考文献】

沈正东，于慧敏，王俊婷，等. 改良版西安大略和麦克马斯特大学骨关节炎指数量表在膝骨关节炎中的应用［J］. 中华医学杂志，2019，99（7）：537–541.

第十三部分

泌尿外科评估量表

86 国际前列腺症状评分表

评估内容	评估结果 / 分值（分）					
	无	5次				
在最近一个月内,您是否有以下症状?		少于一次	少于半数	大约半数	多于半数	几乎每次
1. 是否经常有尿不尽感	0	1	2	3	4	5
2. 两次排尿间隔是否经常 < 2h	0	1	2	3	4	5
3. 是否曾经有间断性排尿	0	1	2	3	4	5
4. 是否有排尿不能等待现象	0	1	2	3	4	5
5. 是否有尿线变细现象	0	1	2	3	4	5
6. 是否需要用力及使劲才能开始排尿	0	1	2	3	4	5
7. 从入睡到早起一般需要起来排尿几次	无	1	2	3	4	5
	0	1	2	3	4	5
评分:						

评估说明 国际前列腺症状评分表(International Prostate Symptom Score, IPSS)主要体现在量化症状的严重程度,以及定量观察症状的自然变化和治疗效果,因此,使用该问卷评分时,应让患者在初诊、治疗中和治疗后进行自我评估。在 1988 年第四届国际症状性良性前列腺增生症(benign prostatic hyperplasia, BPH)咨询委员会推荐意见中,再次建议采用 IPSS 调查表方式从患者角度客观记录症状发生的频率,并强调该问卷应由患者自己填写。

评分 0~7 分者为轻度症状;评分 8~19 分者为中度症状;评分 20~35 分者为重度症状。

量表说明 IPSS 评估是目前国际上公认的判断前列腺增生患者下尿路症状轻重程度的方法之一,能主观反映前列腺增生患者下尿路症状的轻重程度,而其评分与排尿困难级别明显相关,且与最大尿流率、残余尿量以及前列腺体积无明显相关性,不受相关因素的影响,广泛应用于前列腺增生治疗前评估病情和治疗中、治疗后的评估治疗效果。

IPSS 评估虽然不能直接诊断前列腺增生,所有下尿路症状患者均可引起评分升高,但其在评估前列腺增生患者症状轻重程度、患者的治疗反应以及观察等及患者的疾病进展情况有重要作用,对患者个体化治疗方案的制定有着指导意义。研究表明, IPSS 评分＞ 7 分的患者发烧,急性发生急性尿潴留的风险是 IPSS ＜ 7 分患者的 4 倍,对于无急性尿潴留病史的前列腺增生患者,储尿期症状评分及总症状评分有助于预测前列腺增生患者接受手术治疗的风险。 IPSS 通过量化症状可直观反映患者疾病轻重状态及治疗疗效情况,有助于提高患者对临床诊疗的认可度。

87 | 生活质量评估量表

评估内容	评估结果 / 分值（分）					
	0	1	2	3	4	5
如果在您今后的生活中始终伴有现在的排尿症状,您认为如何?	高兴	满意	部分满意	还可以	不太满意	苦恼
评 分:						

评分说明 生活质量（quality of life，QoL）评分为 0~5 分,是了解患者对下尿路症状轻重程度进行判断以及对患者受困扰的程度和是否能够忍受,又称为困扰评分。

【参考文献】

［1］顾方六 . 国际协调委员会有关前列腺疾病患者诊断和治疗方案的推荐意见［J］. 中华泌尿外科杂志,1994,15：230-235.

［2］黄健,王建业,孔垂泽,等 . 中国泌尿外科和男性疾病诊断治疗指南［M］. 北京:科学出版社,2019.

［3］邵强,郭宇文,郭宏波,等 . BPH 患者对中文版 IPSS 理解能力的评估［J］. 中华泌尿外科杂志,2001,24（3）：134-136.

［4］杨勇 . 第四届国际 BPH 咨询委员会推荐意见（1998）［J］. 中华泌尿外科杂志,1998,19：762-768.

88 | 膀胱过度活动症评分表

评估项目	频次（次）	分值（分）
A. 白天排尿次数 从早晨起床到晚上入睡的时间内,小便的次数是多少？	≤7	0
	8~14	1
	≥15	2
B. 夜间排尿次数 从晚上入睡到早晨起床的时间内,因为小便起床的次数是多少？	0	0
	1	1
	2	2
	≥3	3
C. 尿急 是否有突然想解小便,同时难以忍受的现象发生？	无	0
	每周＜1	1
	每周≥1	2
	每日=1	3
	每日2~4	4
	每日≥5	5
D. 急迫性尿失禁 是否有突然想解小便,同时无法忍受并出现尿失禁的现象？	无	0
	每周＜1	1
	每周≥1	2
	每日=1	3
	每日2~4	4
	每日≥5	5
评 分:		

评分说明 膀胱过度活动症评分表（Overactive Bladder Syndrome Score, OABSS）共有4个项目,即白天排尿次数、夜间排尿次数、尿急、急迫性尿失禁。根据总评分可评估膀胱过度活动症的严重程度。OAB的诊断标准:尿急得分≥2分,且总分≥3分；OABSS对OAB严重程度定量标准:3分≤分值≤5分为轻度；6分≤分值≤11分为中度；分值≥12分为重度。

【参考文献】

黄健,王建业,孔垂泽,等.中国泌尿外科和男性疾病诊断治疗指南［M］.北京:科学出版社,2019.

89 | OAB-q 简表

这份问卷主要用于评估在过去 4 周中,以下症状对您的困扰程度。请在最能表述该种症状所带给您的困扰程度的空格内打√。

在过去的 4 周内,您是否曾因以下症状而感到困扰?	没有困扰	有点困扰	有些困扰	相当困扰	非常困扰	极其困扰
因尿急而感到不适						
有些预兆或毫无预兆突发尿急						
偶有少量的漏尿						
夜 尿						
夜间因排尿而苏醒						
因尿急而出现漏尿症状						

请仔细回顾在过去 4 周内,您所有的膀胱相关症状及其对您生活的影响。请尽可能回答每一道有关您多少时间有此感觉的问题,并在最合适的空格打√。

在过去 4 周内,有多少时间您的膀胱相关症状使您困扰?	从来没有	很少时候	有些时候	相当多的时候	多数时候	所有时候
需在公共场所设计到卫生间的最快路径						
觉得好像身体的某些地方出问题了						
在夜间无法良好休息						
因经常去卫生间而感到沮丧和烦恼						
尽量避免远离卫生间的活动(如散步、跑步或远足等)						
在睡眠中苏醒						
减少体育活动(如体育锻炼、运动等)						
与伴侣或配偶之间产生矛盾						
在与他人结伴旅行时因需反复停下来去卫生间而感到不自在						

续　表

在过去4周内,有多少时间您的膀胱相关症状使您困扰?	从来没有	很少时候	有些时候	相当多的时候	多数时候	所有时候
和家人或朋友之间的关系受到影响						
睡眠时间不足						
感到尴尬						
一到陌生地点就尽快找出最近的卫生间						

【参考文献】

黄健,王建业,孔垂泽,等.中国泌尿外科和男性疾病诊断治疗指南[M].北京:科学出版社,2019.

90 国际尿失禁咨询委员会尿失禁问卷简表

许多患者时常漏尿，该表将用于调查尿失禁的发生率和尿失禁对患者的影响程度。仔细回想你近4周来的症状，尽可能回答以下问题。

A. 您漏尿的次数？（在一空格内打√）	
□从来不漏尿	0分
□一周大约漏尿1次或经常不到1次	1分
□一周漏尿2次或3次	2分
□每日大约漏尿1次	3分
□每日漏尿数次	4分
□一直漏尿	5分
B. 我们想知道您认为自己漏尿的量是多少？在通常情况下，您的漏尿量是多少（不管您是否使用了防护用品）。（在一空格内打√）	
□不漏尿	0分
□少量漏尿	2分
□中等量漏尿	4分
□大量漏尿	6分
C. 总体上看，漏尿对您日常生活影响程度如何？ 请在0（表示没有影响）~10（表示有很大影响）之间的某个数字上画圈 0　1　2　3　4　5　6　7　8　9　10 没有影响　有很大影响	
ICI-Q-SF评分（将第1、2、3个问题的分数相加）	
D. 什么时候发生漏尿？ （请在与您情况相符的□打√） □从不漏尿 □未能到达卫生间就会有尿液漏出 □在咳嗽或打喷嚏时漏尿 □在睡着时漏尿 □在活动或体育运动时漏尿 □在小便完和穿好衣服时漏尿 □在没有明显理由的情况下漏尿 □在所有时间内漏尿	

【参考文献】

黄健,王建业,孔垂泽,等.中国泌尿外科和男科疾病诊断治疗指南［M］.北京:科学出版社,2019.

国立卫生研究院慢性前列腺炎症状指数

A. 疼痛或不适症状评分		

1. 在过去一周,下述部位有过疼痛或不适吗?	分 值(分)	
	是	否
a. 会阴部	1	0
b. 睾 丸	1	0
c. 阴茎头部	1	0
d. 腰部以下,膀胱或耻骨区	1	0

2. 在过去一周,你是否经历过以下事件	是	否
a. 排尿时疼痛或烧灼感	1	0
b. 射精时或以后疼痛不适	1	0

3. 在过去一周是否总是感觉到这些部位疼痛或不适	0 从 不	1 少数几次	2 有 时	3 多数时候	4 几乎总是	5 总 是

4. 下列哪一个数字是可以描述你过去一周发生疼痛或不适时的 "平均程度"
不痛 0　1　2　3　4　5　6　7　8　9　10　很痛

B. 排尿症状评分	根本没有	少于1/5 次	少于一半时间	大约一半时间	超过一半时间	几乎总是
5. 在过去一周,排尿结束后,是否经常有排尿不尽感	0	1	2	3	4	5
6. 在过去一周里,是否排尿后小于 2h 内经常感到又要排尿	0	1	2	3	4	5

C. 症状的影响	a. 没 有	b. 几乎不	c. 有 时	d. 许 多
7. 在过去一周里,你的症状是否总是影响了您的日常工作?	0	1	2	3
8. 在过去一周,你是否总是想到你的症状?	0	1	2	3

D. 生活质量	快 乐	高 兴	大多数时候满意	满意和不满意各占一半	大多数时候不满意	不高兴	难 受
9. 如果在你以后的日常生活中,过去一周出现症状总是伴随你,你的感觉如何?	0	1	2	3	4	5	6
NIH-CPSI 积分结果分析							
疼痛评分：1a+1b+1c+1d+2a+2b+3+4=（　　　）							
尿路症状评分：5+6=（　　　）							
对生活质量的影响：7+8+9=（　　　）							
总体评分：1a+1b+1c+1d+2a+2b+3+4+5+6+7+8+9=（　　　） 1~14 分为轻度,15~29 分为中度,30~43 分为重度							

【参考文献】

黄健,王建业,孔垂泽,等 . 中国泌尿外科和男科疾病诊断治疗指南［M］. 北京:科学出版社, 2019.

第
十
三
部
分

第十四部分

耳鼻咽喉科评估量表

92 | Epworth 嗜睡量表

评估条目	分 值 (分)			
坐着阅读时	0	1	2	3
看电视时	0	1	2	3
在公共场所坐着不动时 (如在剧场或开会)	0	1	2	3
连续乘车 1h	0	1	2	3
若条件允许,下午静卧休息时	0	1	2	3
坐着与人交谈时	0	1	2	3
午餐未饮酒,饭后静坐时	0	1	2	3
开车等红绿灯或遇堵车停几分钟时	0	1	2	3
评 分:				

评分说明　Epworth 嗜睡量表(Epworth Sleepiness Scale, ESS)共有 8 个条目,该量表是由澳大利亚墨尔本的 Epworth 医院设计的,又称 Epworth 日间多睡量表,0 分为从不打瞌睡;1 分为轻度可能打瞌睡;2 分为中度可能打瞌睡;3 分为很可能打瞌睡。总分为 24 分,> 6 分提示瞌睡,> 11 分提示过度瞌睡,> 16 分提示有危险性的瞌睡。ESS 是一种十分简单的患者自我评估白天嗜睡程度的问卷表,可通过 Epworth 嗜睡量表做出半客观的评定,但由于变换工作和由任何原因引起的总睡眠时间不足,也会影响此评分。

【参考文献】

王小轶,徐文,杨庆文 . Epworth 嗜睡量表联合家庭便携式睡眠监测诊断成人阻塞性睡眠呼吸暂停综合征[J]. 中国耳鼻咽喉头颈外科,2017,24 (8): 417–421.

第十五部分

眼科评估量表

93 | 青光眼视神经损害 Richardson 分期法

分 期		评估标准
Ⅰa 期	低危险 (可疑青光眼)	C/D < 0.3,盘沿粉红色、宽度均匀一致、双眼对称;视野正常
Ⅰb 期	高危险 (可疑青光眼)	在 Ⅰa 基础上合并下列之一:青光眼家族史、血管疾病尤其是糖尿病、假性剥脱综合征、色素播散综合症、大视杯
Ⅱ 期	早期青光眼损害	C/D 改变(视杯垂直扩大, C/D > 0.3,盘沿不对称、视盘出血);不完全性 Bjerrum 区缺损或鼻侧阶梯
Ⅲ 期	晚期青光眼损害	C/D 扩大但 < 0.8,盘沿苍白,宽度不均匀;弓形暗点
Ⅳ 期	终末期青光眼损害	盘沿极窄,变白,视野只剩中央或颞侧视岛

分期说明 青光眼视神经损害 Richardson 分期法包含 4 期,即 Ⅰ 期(Ⅰa 期、Ⅰb 期)、Ⅱ 期、Ⅲ 期、Ⅳ 期。

【参考文献】

王亚星,李建军,徐亮.青光眼视神经损害的分级评估方法[J].国际眼科纵览,2006,30(5):314–318.

第十六部分

妇科评估量表

94 | 子宫内膜异位症分期

异位病灶		病灶大小			—	粘连范围		
		< 1cm	1~3cm	> 3cm		< 1/3 包裹	1/3~2/3 包裹	> 2/3 包裹
腹 膜	病灶浅	1	2	4	—	—	—	—
	病灶深	2	4	6	—	—	—	—
卵 巢	右病灶浅	1	2	4	薄 膜	1	2	4
	右病灶深	4	16	20	致 密	4	8	16
	左病灶浅	1	2	4	薄 膜	1	2	4
	左病灶深	4	16	20	致 密	4	8	16
输卵管	右	—			薄 膜	1	2	4
					致 密	4	8	16
	左				薄 膜	1	2	4
					致 密	4	8	16
子宫直肠陷凹	部分消失	4			完全消失	40		

分期说明 子宫内膜异位症根据异位病灶、病灶大小、粘连范围进行分期。若输卵管全部包入改为 16 分；Ⅰ 期为 1~5 分，Ⅱ 期为 6~15 分，Ⅲ 期为 16~40 分，Ⅳ 期为 40 分以上。

【参考文献】

[1] American Society for Reproductive Medicine. Revised American Society for Reproductive Medicine classification of endometriosis [J]. Fertil Steril, 1997, 67 : 817–821.

[2] The American Fertility Society. Classification of endometriosis [J]. Fertil Steril, 1979, 32 : 633–634.

95 盆腔脏器脱垂量化分期标准

分 期	评估标准	备 注
0 期	无脱垂，Aa、Ap、Ba、Bp 均是 −3cm，C 点在 −Tvl 和 −（Tvl−2cm）之间	
Ⅰ 期	脱垂最远处在处女膜内，距离处女膜 −3~−1cm（＜ −1cm）	
Ⅱ 期	脱垂最远处距处女膜边缘 −1~+1cm（＞ −1cm，＜ 1cm）	
Ⅲ 期	脱垂最远处在处女膜外，距处女膜边缘在 +1~（Tvl−2）cm	
Ⅳ 期	下生殖道完全或几乎完全外翻，脱垂最远处≥（Tvl−2）cm	

分期说明　盆腔脏器脱垂量化分期标准（POP-Q）分 5 期，即 0 期、Ⅰ 期、Ⅱ 期、Ⅲ 期、Ⅳ 期。关于盆腔器官脱垂的分度方法也有多种不统一的情况，且各种方法各有利弊，因此 1993 年国际尿控协会、美国妇科泌尿协会和妇科医师协会共同制定了盆腔器官脱垂定量分期（POP-Q）草案；1994—1995 年进行若干细节的修改，此三大协会分别于 1995 年和 1996 年正式应用此分期方法，现已成为妇科医生和泌尿外科医生最广泛使用的评价系统。POP-Q 分期系统是用来描述和量化妇女盆底支持分期的客观和特异性的系统。有文献指出，让患者处于站立位是最准确的，也最易达到最大脱垂状态。行 POP-Q 评分时应注意排空膀胱。

量表说明　POP-Q 以处女膜为参照点（O 点），以阴道前壁、后壁和顶部的 6 个指示点（前壁 Aa、Ba；后壁 Ap、Bp；顶部 C、D 点）与处女膜之间的距离来描述器官脱垂的程度，指示点位于处女膜缘内侧记为负数，位于处女膜外侧记为正数。另外还有 3 个衡量指标：①生殖道裂空（genital hiatus，GH）：尿道外口中点至阴唇后联合之间的距离；②会阴体（perineal body，Pb）：阴唇后联合到肛门中点的距离；③阴道总长度（total vaginal length，Tvl）：将阴道顶端复位后阴道深度。除了 Tvl 外，其他指标以用力屏气时为标准。

6 个测量点：①阴道前壁 Aa 点：位于阴道前壁中线，距尿道外口 3cm 处，相当于尿道膀胱皱褶处；②阴道前壁 Ba 点：为阴道前穹隆顶端与 Aa 之间膨出的最低点；③阴道后壁 Ap 点：位于阴道后壁中线，距处女膜缘 3cm 处；④阴道后壁 Bp 点：阴道后穹隆顶端与 Ap 之间膨出的最低点；⑤宫颈或阴道顶端 C 点：宫颈外口脱垂最远处或子宫切除者的阴道残端；⑥宫颈或阴道顶端 D 点：为有宫颈的妇女的后穹隆顶端，相当于宫骶韧带附着于宫颈水平处，对子宫切除后无宫颈者，则无 D 点。

下述为POP-Q分期的记录方法：用3×3表格法记录POP-Q分期的6个点和3个衡量指标。

阴道前壁 Aa 点	阴道前壁 Ba 点	宫颈 C 点
生殖道裂孔 Gh	会阴体长度 Pb	阴道全长 Tvl
阴道后壁 Ap 点	阴道后壁 Bp 点	后穹窿 D 点（若无子宫则无 D 点）

【参考文献】

[1]陆叶. 盆腔脏器脱垂国际量化分期法及应注意的问题[J]. 中国医刊,2014,49（4）：4-5.

[2]Bump R C, Mattiasson A, Bo K, et al. The standardization of terminology of female pelvic organ prolapse and pelvic floor dysfunction [J]. Am J Obstet Gynecol,1996,175（1）：10–17.

[3]Haya N, Seqev E, Younes G, et al. The effect of bladder fullness on evaluation of pelvic organ prolapse [J]. Int J of Gynaecol Obstet,2012,118（1）：24–26.

[4]Muir T W, Stepp K J, Barber M D. Adopition of the pelvic organ prolapse quantification system in peer–reviewed literature [J]. Am J Obstet Gynecol,2003,189（6）：1632–1635.

[5]Persu C, Chapple C R, Cauni V, et al. Pelvic Organ Prolapse Quantification System（POP–Q）–a new era in pelvic prolapse staging [J]. J Med Life,2011,4（1）：75–81.

[6]Visco A G, Wei J T, McClure L A, et al. Effect of examination technique modifications on pelvic organ prolapse quantification（POP–Q）results [J]. IntUrogynecol J Pelvic Floor Dysfunt,2003,14（5）：136–140.

评估项目	基本分值(分)	程度分值(分)			
		0	1	2	3
潮热出汗	4	无	<3次/d	3~9次/d	≥10次/d
感觉异常	2	无	与天气有关	平常有冷热痛麻木感	经常而且严重
失眠	2	无	有时	经常、安眠药有效	冷、热、痛感丧失
易激动	2	无	有时	经常、无自知觉	影响生活与工作
抑郁,疑心	1	无	有时	经常	失去生活信心
眩晕	1	无	有时	经常、不影响生活	影响生活
疲乏	1	无	有时	上四楼困难	日常生活受限
肌肉关节痛	1	无	有时	经常、不影响功能	功能障碍
头痛	1	无	有时	经常、能忍受	需服药
心悸	1	无	有时	经常、不影响工作	需治疗
皮肤蚁走感	1	无	有时	经常、能忍受	需治疗
性生活	2	正常	性欲下降	性交痛	性欲丧失
泌尿系感染	2	无	有时	>3次/年,能自理	>3次/月,需服药
评分:					

评分说明 改良 Kupperman 更年期评估量表共有 13 个项目,即潮热出汗,感觉异常,失眠,易激动,抑郁,疑心,眩晕,疲乏,肌肉关节痛,头痛,心悸,皮肤蚁走感,性生活,泌尿系感染。总分为症状指数 × 程度评分 =63 分。评估分值总积分 > 30 分者为重度,16~30 分者为中度,6~15 分者为轻度,< 6 分者为正常。

【参考文献】

曹泽毅. 中华妇产科学(下册)[M].2 版.北京:人民卫生出版社,2005.

97 FIGO 宫颈癌分期（2018）

分　期	评估标准	备注
Ⅰ 期	肿瘤局限于宫颈（忽略扩散至宫体）	
Ⅰ A 期	镜下浸润癌，间质浸润深度＜5mm	
Ⅰ A1 期	间质浸润深度＜3mm	
Ⅰ A2 期	3mm ≤间质浸润深度＜5mm	
Ⅰ B 期	肿瘤局限于宫颈，镜下最大浸润深度≥5mm	
Ⅰ B 期 1	浸润深度≥5mm，肿瘤最大径线＜2cm	
Ⅰ B2 期	2cm ≤肿瘤最大径线＜4cm	
Ⅰ B3	肿瘤最大径线≥4cm	
Ⅱ 期	肿瘤超越子宫，但未达阴道下 1/3 或未达骨盆壁	
Ⅱ A 期	累及阴道上 2/3，无宫旁浸润	
Ⅱ A1 期	肿瘤最大径线＜4cm	
Ⅱ A2 期	肿瘤最大径线≥4cm	
Ⅱ B 期	有宫旁浸润，未达骨盆壁	
Ⅲ 期	肿瘤累及阴道下 1/3 和（或）扩展到骨盆壁，和（或）引起肾盂积水或肾无功能，和（或）累及盆腔淋巴结，和（或）主动脉旁淋巴结	
Ⅲ A 期	肿瘤累及阴道下 1/3，没有扩展到骨盆壁	
Ⅲ B 期	肿瘤扩展到骨盆壁和（或）引起肾盂积水或肾无功能	
Ⅲ C 期	肿瘤累及盆腔淋巴结和（或）主动脉旁淋巴结（影像学或病理证据），不论肿瘤大小和扩散程度	
Ⅲ C1期	仅累及盆腔淋巴结	
Ⅲ C2期	主动脉旁淋巴结转移	
Ⅳ 期	肿瘤侵犯膀胱黏膜或直肠黏膜（活检证实）和（或）超出真骨盆（泡状水肿不分为Ⅳ期）	
Ⅳ A 期	肿瘤侵犯邻近器官	
Ⅳ B 期	肿瘤转移至远处器官	

分期说明　FIGO 宫颈癌分期（2018）共 4 期，即Ⅰ期（Ⅰ A 期、Ⅰ B 期等）、Ⅱ期（Ⅱ A 期、Ⅱ B 期等）、Ⅲ期（Ⅲ A 期、Ⅲ B 期、Ⅲ C 期等）、Ⅳ期（Ⅳ A 期、Ⅳ B 期）。

量表说明　2018 年 10 月,国际妇产科联盟(The International Federation of Gynecology and Obsttrics, FIGO)肿瘤委员会在巴西里约热内卢召开的第 22 届 FIGO 年会上发布了最新版的宫颈癌分期系统,首次提出病理学结果及影像学检查结果用于分期,宫颈癌临床分期首次向手术病理分期靠近,使宫颈癌的诊治发生变革。

【参考文献】

[1]李静,索红燕,孔为民 .《国际妇产科联盟(FIGO)2018 癌症报告:宫颈癌新分期及诊治指南》解读[J].中国临床医生杂志,2019,47（6）: 646-649.

[2]王建东,孔为民,姜昊 .国际妇产科联盟 2018 年宫颈癌分期及有关问题[J].中华肿瘤杂志,2020,42（2）: 94-98.

98 卵巢癌、输卵管癌、腹膜癌手术 – 病理分期（FIGO 2013）

分 期	评估标准	备 注
Ⅰ 期	肿瘤局限于卵巢或输卵管	
ⅠA 期	肿瘤局限于一侧卵巢（包膜完整）或输卵管，卵巢和输卵管表面无肿瘤，腹水或腹腔冲洗液中未找到恶性细胞	
ⅠB 期	肿瘤局限于双侧卵巢（包膜完整），卵巢或输卵管表面无肿瘤，腹水或腹腔冲洗液中未找到恶性细胞	
ⅠC 期	肿瘤局限于一侧或双侧卵巢或输卵管，并伴有如下任何一项	
ⅠC1 期	手术导致肿瘤破裂	
ⅠC2 期	术前肿瘤包膜已破裂或卵巢、输卵管表面有肿瘤	
ⅠC3 期	腹水中或腹腔冲洗液中有恶性细胞	
Ⅱ 期	肿瘤累及一侧或双侧卵巢或输卵管，伴有盆腔扩散（在骨盆入口平面以下）或原发性腹膜癌	
ⅡA 期	肿瘤蔓延至或种植至子宫和（或）输卵管和（或）卵巢	
ⅡB 期	肿瘤蔓延至其他盆腔内组织	
Ⅲ 期	肿瘤累及一侧或双侧卵巢、输卵管或原发性腹膜癌，伴有细胞学或组织学证实的盆腔外腹膜转移或证实存在腹膜后淋巴结转移	
ⅢA 期	腹膜后淋巴结转移或不伴细胞学或组织学证实的盆腔外腹膜转移	
ⅢA1 期	仅有腹膜后淋巴结转移	
ⅢA（ⅰ）期	转移灶最大直径≤ 1cm	
ⅢA（ⅱ）期	转移灶最大直径＞ 1cm	
ⅢA2 期	显微镜下盆腔外腹膜受累，伴有或不伴有腹膜后淋巴结转移	
ⅢB 期	肉眼盆腔外腹膜转移，病灶最大直径≤ 2cm，伴有或不伴有腹膜后淋巴结转移	
ⅢC 期	肉眼盆腔外腹膜转移，病灶最大直径＞ 2cm，伴有或不伴有腹膜后淋巴结转移（包括肿瘤蔓延至肝包膜和脾，但无转移至脏器实质）	
Ⅳ 期	超出腹腔外的远处转移	
ⅣA 期	胸腔积液中发现癌细胞	
ⅣB 期	腹腔外器官实质转移（包块肝实质转移、腹股沟淋巴结和腹腔外淋巴结转移）	

分期说明 卵巢癌、输卵管癌、腹膜癌手术－病理分期【FIGO 2013】包含 4 期,即 Ⅰ 期(ⅠA 期、ⅠB 期、ⅠC 期等)、Ⅱ 期(ⅡA 期、ⅡB 期)、Ⅲ 期(ⅢA 期、ⅢB 期、ⅢC 期等)、Ⅳ 期(ⅣA 期、ⅣB 期)。

量表说明 国际妇产科联盟(International Federation of Gynecology and Obstetrics, FIGO)发布的《FIGO 2013 卵巢癌、输卵管癌、腹膜癌分期》,是继 1973 年首次首次发布之后的第二次大修订。在此之前,卵巢癌分期是使用的旧分期,新分期更加细化,并将 3 种肿瘤归为一组统一分期,使得腹膜癌也有了分期标准,对判断患者的预后更加客观,对指导临床实践更加简明、合理、实用。

【参考文献】

[1]谢幸,孔北华,段涛. 妇产科学[M]. 9 版 . 北京:人民卫生出版社, 2018.

[2]朱熠,张国楠. 卵巢癌、输卵管癌和腹膜癌 FIGO2013 分期和临床意义的解读[J].肿瘤预防与治疗,2015, 28 (5): 291–294.

[3]Mutch D G, Prat J . 2014 FIGO staging for ovarian, fallopian tube and peritoneal cancer [J]. Gynecologic Oncology,2014,133 (3): 401–404.

第十七部分

产科评估量表

99 Bishop 宫颈成熟度评估量表

评估项目	评估内容 / 分 值			
	0 分	1 分	2 分	3 分
宫口扩张程度（cm）	0	1~2	3~4	≥5
宫颈管消退（%） （未消退为 2~3cm）	0~30	40~50	60~70	≥80
先露位置（坐骨棘水平 =0）	−3	−2	−1~0	+1~+2
宫颈硬度	硬	中	软	—
宫口位置	后	中	前	
评 分：				

评分说明　Bishop 宫颈成熟度评估量表共有 5 个项目，即宫口扩张程度、宫颈管消退、先露位置、宫颈硬度、宫口位置。估计试产的成功率，总分为 13 分。得分＞9 分者均能成功试产；7~9 分者的成功率为 80%；4~6 分者的成功率为 50%；≤3 分者均为失败。

【参考文献】

［1］Baacke K A, Edwards R K. Preinduction cervical assessment［J］. Clinical Obstetrics & Gynecology, 2006, 49（3）: 564–572.

［2］Bishop E H. Pelvic scoring for elective induction［J］. Obstetrics & Gynecology, 1964, 24 : 266–268.

［3］Laughon S K, Zhang J, Troendle J, et al. Using a simplified bishop score to predict vaginal delivery［J］. Midirs Midwifery Digest, 2011, 118（2）: 360.

100 | Manning 评分法

评估项目	评估内容 / 分值	
	2 分（正常）	0 分（异常）
NST（20~40min）	≥ 2 次胎动，FHR 加速振幅 ≥ 15 次 /min，持续 ≥ 15s	< 2 次胎动，FHR 加速振幅 < 15 次 /min，持续 < 15s
胎儿呼吸运动（30min）	≥ 1 次有节奏的呼吸运动持续 ≥ 30s	无节奏性呼吸运动或持续 < 30s
胎动（30min）	≥ 3 次分别的躯干或肢体运动	< 3 次分别的运动
肌张力（30min）	≥ 1 次四肢或躯干的伸展伴恢复到屈曲	无伸展 / 屈曲运动
羊水量	最大羊水池深度 ≥ 2cm	无或最大羊水池深度 < 2cm
评 分：		

评分说明 Manning 评分表共有 5 个项目，即 NST、胎儿呼吸运动、胎动、肌张力、羊水量。评分 8~10 分者为无急慢性缺氧；6~8 分者可能有急或慢性缺氧；4~6 分者有急或慢性缺氧；2~4 分者有急性缺氧伴慢性缺氧；0 分者有急慢性缺氧。

量表说明 生物物理评分（Biophysical Profile, BPP）是一个无创，易掌握、实施的产前胎儿监护手段。1980 年，Manning 等提出将 5 个胎儿生物物理指标结合起来评估胎儿宫内状况比单一指标更准确，自此，BBP 得以广泛应用于产科临床实践。构成 BPP 的 5 个生物物理指标分别为：胎儿电子监护无应激试验（NST）、超声监护下的胎儿呼吸样运动（FBM）、胎动（FM）、胎儿肌张力（FT）及羊水量（AFA）。

【参考文献】

[1] 邢爱耘 . 胎儿生物物理评分的临床意义 [J]. 实用妇产科杂志，2019,（35）12：885–886.

[2] Alfirevic Z, Neilson J P. Biophysical profile for fetal assessment in high risk pregnancies（Cochrane Review）[J]. Cochrane database of systematic reviews（Online），2000,2（2）：CD000038.

[3] Manning F A, Platt L D, Sipos L. Antepartum fetal evaluation：development of a fetal biophysical profile [J]. American Journal of Obstetrics & Gynecology，1980,136（6）：787.

101

新生儿 Apgar 评分标准

评估项目	评估内容 / 分 值（分）			评估时间（min）		
	0	1	2	1	5	10
心 率（次 /min）	无	＜ 100	≥ 100			
呼 吸（次 /min）	无	浅慢,不规则	正常, 哭声响亮			
肌张力	松 弛	四肢略屈曲	四肢屈曲, 活动好			
弹足底或插鼻管反应	无反应	有些动作, 如皱眉	哭,喷嚏			
皮肤颜色	全身青紫 或苍白	身体红, 四肢青紫	全身红			
评 分:						

评分说明 新生儿 Apgar（activity, pulse, grimace, appearance, and respiration）评分标准共有 5 个项目,即心率、呼吸、肌张力、弹足底反应、皮肤颜色。该量表是国际上公认的评价新生儿窒息最简捷实用的方法,分别于 1min 和 5min 进行评估。1min 评分反映窒息严重程度,是复苏的依据;5min 反映了复苏的效果,并有助于判断预后。评分 8~10 分者为正常,4~7 分者为轻度窒息,0~3 分者为重度窒息。

【参考文献】

[1]陈燕惠 . 儿科临床常用量表速查手册［M］.北京:化学工业出版社,2018.

[2]中华医学会围产医学分会新生儿复苏学组 .新生儿窒息诊断的专家共识［J］.中华围产医学杂志,2016,19（1）: 3–6.

第十七部分

第十八部分

新生儿科评估量表

102 简易胎龄评估法

评估项目	评估内容 / 分值				
	0 分	1 分	2 分	3 分	4 分
足底纹路	无	前半部红痕不明显	红痕＞前半部褶痕＜前 1/3	褶痕＞前 2/3	明显深的褶痕＞前 2/3
乳头形成	难认,无乳晕	明显可见,乳晕淡,平,直径＜0.75cm	乳晕呈点状,边缘突起,直径＜0.75cm	乳晕呈点状,边缘突起,直径＞0.75cm	—
指甲	—	未达指尖	已达指尖	超过指尖	—
皮肤组织	很薄,胶冻状	薄而光滑	光滑,中等厚度,皮疹或表皮翘起	稍厚,表皮皱裂翘起,以手足为最明显	厚,羊皮纸样,皱裂深浅不一
评 分:					

评分说明 简易胎龄评估法共有 4 个项目,即足底纹路、乳头形成、指甲、皮肤组织。该量表为国内常用胎龄评估法,易于快速进行胎龄评估,但欠精确,误差多数在 1 周以内,仅少数会达到 2 周以上。不能用于评估 27 周以下极低胎龄儿。胎龄周数 = 总数 +27。若各体征如介于两者之间,可用其均数。

【参考文献】

张玉侠.实用新生儿护理学[M].北京:人民卫生出版社,2015.

103 早产儿疼痛评分（PIPP）

评估项目	评估内容 / 分值			
	0 分	1 分	2 分	3 分
胎 龄	≥ 36 周	32~35 周	28~31 周	＜ 28 周
行为状态	活动或觉醒、睁眼有面部表情	活动或觉醒、睁眼无面部表情	活动或睡眠、闭眼有面部表情	活动或睡眠、闭眼无面部表情
心率增加次数（次 /min）	0~4	5~14	15~24	＞ 24
血氧饱和度下降（％）	0~2.4	2.5~4.9	5.0~7.4	≥ 7.5
皱 眉	无	轻 度	中 度	重 度
挤 眼	无	轻 度	中 度	重 度
鼻唇沟加深	无	轻 度	中 度	重 度
评 分：				

评分说明 早产儿疼痛评分（Premature Infant Pain Profile, PIPP）共有 7 个项目，即胎龄、行为状态、心率增加次数、氧饱和度、皱眉、挤眼、鼻唇沟加深。该量表主要用于评估早产儿的疼痛。操作方便，可在床边完成，且具有良好的效度和信度。各项目分数为 0~3 分，最高分为 21 分。评分越高，不适和疼痛越明显。评估时间为 30s，"无"为出现该动作时间低于等于评估时间的 9%，轻度、中度、重度表示该动作持续时间分别为评估时间的 10%~39%、40%~69%、≥ 70%。

【参考文献】

[1]陈燕惠 . 儿科临床常用量表速查手册 [M]. 北京：化学工业出版社，2018.

[2]张玉侠 . 实用新生儿护理学 [M]. 北京：人民卫生出版社，2015.

[3]朱丽辉，陈朔晖 . 儿科专科护理 [M]. 北京：人民卫生出版社，2021.

104 | CRIES 量表

评估项目	评估内容 / 分 值		
	0 分	1 分	2 分
啼 哭	无	高 声	无法安抚
血氧饱和度＞ 95% 时，对氧浓度（ FiO₂ ）的要求	无	＜ 30%	＞ 30%
生命体征变化（与术前比较 ）	心率、血压无变化	心率、血压上升＜ 20%	心率、血压＞ 20%
表达能力	无	做鬼脸,面部扭曲	咕 哝
无法入睡	无	间断性苏醒	经常苏醒
评 分：			

评分说明　CRIES 量表的命名由与新生儿疼痛有关行为和生理指标的 5 个首字母缩写而成,包括哭声（ cring ）、氧饱和度＞ 95% 时所需的氧浓度（ requires O₂ for oxygen saturation ＞ 95% ）、生命体征变化（ increased vital signs ）、面部表情（ expression ）和无法入睡（ sleeplessness ）。适用于新生儿和婴儿术后疼痛评估,是评估小婴儿术后疼痛的有效、可靠且相对客观的手段。每项得分 0~2 分,评分 1~3 分者为轻度疼痛;4~6 分者为中度疼痛;7~10 分者为重度疼痛。＞ 3 分者应采取镇痛治疗。

【参考文献】
[1]陈燕惠.儿科临床常用量表速查手册[M].北京:化学工业出版社,2018.
[2]张玉侠.实用新生儿护理学[M].北京:人民卫生出版社,2015.
[3]朱丽辉,陈朔晖.儿科专科护理[M].北京:人民卫生出版社,2021.

第十八部分

105

新生儿疼痛量表

评估项目	评估内容 / 分值		
	0分	1分	2分
面部表情	肌肉放松:面部表情平静,中性表情	皱眉:面部肌肉紧张,眉头、脸颊、下巴都有皱纹	—
哭泣	不哭:安静、不哭	呜咽:间断的、轻微哭泣	大哭:大声尖叫;响亮、刺耳、持续哭泣
呼吸形态	放松:孩子平常的状态	呼吸形态改变:呼吸深或不规则,比平时快;噎住,屏气	—
上肢姿势	放松或受限:没有肌肉僵直,偶然手臂随机运动	屈曲或伸直:紧张、手臂伸直、很快地伸展或屈曲	—
下肢姿势	放松或受限:没有肌肉僵直,偶然腿部随机运动	屈曲或伸直:紧张、下肢伸直、很快地伸展或屈曲	—
觉醒状态	入睡或觉醒:安静、平和、入睡或平静觉醒	激惹:紧张、局促不安	—
评分:			

评分说明　新生儿疼痛量表(Neonatal Infant Pain Scale, NIPS)共有6个项目,即面部表情、哭泣、呼吸形态、上肢姿势、下肢姿势、觉醒状态,每项分值之和＞3分时,认为该患儿存在疼痛或不适,但不能依赖此量表得分判断疼痛或不舒服的程度,适用于1岁以内的婴幼儿及新生儿。气管插管患儿若有显著的嘴部和面部动作,面部表情此项可得分。

【参考文献】

[1]贺芳.3种量表用于新生儿足跟采血疼痛评估的信效度分析[D].广州:南方医科大学,2017.

[2]张玉侠.实用新生儿护理学[M].北京:人民卫生出版社,2015.

[3]Lawrence J, Alcock D, Kay J, et al. The development of a tool to assess neonatal pain [J]. Neonatal Network Nn, 1993, 12(6): 59-66.

[4]Motta D, Pinheiro G D C, Schardosim J M, et al. Neonatal Infant Pain Scale: cross-cultural adaptation and validation in Brazil [J]. Journal of Pain and Symptom Management, 2015, 50(3): 394-401.

106 NSARS 新生儿皮肤风险评估量表

评估时机	入院	转入	术后	止痛药物使用	病情变化	有创检查后	其他
一般情况	☐完全受限（胎龄＜28周） ☐严重受限（33周＜胎龄＞28周） ☐轻度受限（38周＜胎龄＞33周） ☐不受限（胎龄＞38周）						
意识状态	☐完全受限（由于意识减弱或处于镇静状态对疼痛反应迟钝） ☐严重受限（仅对疼痛刺激有反应） ☐轻度受限（昏睡） ☐不受限（警觉的和活跃的）						
移动	☐完全受限（在没有辅助的情况下，身体或者肢体完全不能移动） ☐严重受限（身体或者肢体位置，偶尔轻微地改变，但不能独自频繁改变） ☐轻度受限（能独自频繁，但只能轻微地改变身体或肢体位置） ☐不受限（在没有辅助的情况下，能频繁地改变位置，如转头）						
活动	☐完全受限（在辐射床上，使用透明敷料薄膜） ☐严重受限（在辐射床上，不使用透明敷料薄膜）☐轻度受限（在暖箱里） ☐不受限（在婴儿床上）						
营养	☐完全受限（禁食，需要静脉营养） ☐严重受限（少于满足生长需要的奶量，如母乳/配方奶） ☐轻度受限（管饲喂养能满足生长需要） ☐不受限（每餐奶瓶/母乳喂养能满足生长需要）						
潮湿	☐完全受限（每次移动或者翻身，皮肤都是潮湿的） ☐严重受限（皮肤时常潮湿，但不总是潮湿，每班至少更换一次床单） ☐轻度受限（皮肤偶尔潮湿，需要每日加换一次床单） ☐不受限（皮肤通常是干燥的，床单只需要每24h更换一次）						
评分：							

评分说明　NSARS新生儿皮肤风险评估量表共有6个评价指标，即一般情况、意识状态、移动、活动、营养、潮湿。评分≥13分者为高危。完全受限为4分；严重受限为3分；轻度受限为2分；不受限为1分。

【参考文献】

［1］张玉侠.实用新生儿护理学［M］.北京：人民卫生出版社，2015.

［2］Huffines B，Logsdon M C. The neonatal skin risk assessment scale for predicting skin breakdown in neonates［J］. Issues in Comprehensive Pediatric Nursing, 1997, 20（2）：103–114.

第十八部分

第十九部分

儿科评估量表

评估项目	评估内容 / 分值			
	0 分	1 分	2 分	3 分
意识	玩耍、反应如常	倦怠	易激惹	昏睡或意识模糊、对疼痛反应减弱
心血管	肤色红润、毛细血管充盈时间（CRT）1~2s	肤色苍白、毛细血管充盈时间（CRT）3s	肤色灰白、毛细血管充盈时间（CRT）4s、心率较正常值增加 20 次/min	面色苍灰、花斑、毛细血管再灌注时间 ≥5s、心率较正常值增加 30 次/min 或心动过缓
呼吸	呼吸平稳、吸气三凹征阴性	呼吸频率较正常值增加 10 次/min、辅助呼吸肌做功增加、氧浓度 30% 或氧流量 4L/min	呼吸频率较正常值增加 20 次/min、吸气三凹征阳性、氧浓度 40% 或氧流量 6L/min	呼吸频率较正常值减慢 5 次/min 并伴胸骨凹陷或呻吟、氧浓度 50% 或氧流量 8L/min

附加项：如需要每隔 15min 的雾化吸入治疗或存在外科术后持续的呕吐则另各加 2 分

评分：

评分说明　儿童早期预警评分（Pediatric Early Warning Score, PEWS）共有 3 个项目，即意识、心血管、呼吸。该量表是 Monaghan 于 2005 年在 EWS 基础上，结合儿童生理病理特点，总结并制定出一套适合儿科应用的简易评分系统，即 PEWS 系统。该评分工具又称作 Brighton PEWS，表中将 EWS 中与病情恶化相关性较差的体温及敏感性较差的血压摒弃，保留意识行为、心血管表现和呼吸状态 3 项指标。儿童的呼吸骤停多数不是突然发生，而是心肺失代偿的终末表现，心肺功能衰竭亦是多数重症殊途同归的结局，心肺功能评估对于重症的早期识别至关重要，因此，不管是 PEWS 还是美国心脏病医学会（American Heart Association, AHA）儿科高级生命支持均将意识反应、呼吸、循环作为主要评判指标。意识行为改变不仅可以反映中枢神经系统功能障碍，而且往往也是休克的早期表现，亦是最容易引起患儿父母或医务人员关注的异常表现；心率增快、肤色改变和毛细血管充盈时间延长是反映循环衰竭的重要指标，但心率的评估应注意是否有发热、疼痛、哭吵等因素的干扰；呼吸频率和氧浓度或氧流量是评价呼吸功能的重要指标，尤其是呼吸频率往往是呼吸功能不全的早期征象。PEWS 中的每项指标分值根据严重程度逐渐递增，分为 0~3 分。此外，还有 2 项附加评分，分值各为 2 分，最高分值为 13 分。

该评分系统由 3 个项目、11 个具体指标组成，操作简便、计数要求低，无需特殊的技能和丰富的临床经验，经过简单培训即可掌握，整个 PEWS 评分过程仅需 30s 左右。评分的准确性和评分者间的可重复性良好，有关 PEWS 可靠性和可重复性的研究提示评分者组间信度达 90% 左右。

评分为 0~1 分提示病情相对平稳,仅需继续每 4h 进行 1 次动态评估,暂时无需特殊处理;2 分提示病情有加重的可能,需判断相应数据的准确性和可靠性,排除有无发热、疼痛等因素的干扰;3 分提示有病情恶化的趋势,应将评估频次加强为每 1~2h 进行 1 次,并通知主管医师或值班医师评估是否需要干预及后续去向(收入院或收入 / 转入 PICU);≥ 4 分或任一项得分 3 分,提示病情恶化,应立即通知主管医师或请 PICU 医师紧急会诊,评估是否需要紧急干预是否需转入 PICU。

【参考文献】

[1]朱碧溱,陆国平.儿童早期预警评分[J].中华实用儿科临床杂志,2018,33(6):432–437.

[2]Chaiyakulsil C,Pandea U. Validation of pediatric early warning score in pediatric emergency department[J]. Pediaatr Int,2015,57(4):694–698.

[3]Gold D L,Mihalov L K,Cohen D M. Evaluating the pediatric early warning score(PEWS)system for admitted patients in the pediatric emergency department[J]. Acad Emerg Med,2014,21(11):1249–1256.

[4]Monaghan A. Detecting and managing deterioration in children[J]. Paediatr Nurs,2005,17(1):32–35.

[5]Niu X,Tilford B,Duffy E,et al. Feasibility and reliability of pediatric early warning score in the emergency department[J]. J Nurs Care Qual,2016,31(2):161–166.

108 改良住院儿童跌倒风险量表（改良HDFS量表）（＞1岁）

评估项目	评估内容／分值			
	4分	3分	2分	1分
年龄	＞1岁~≤3岁	＞3岁~≤7岁	＞7岁~≤13岁	＞13岁
性别	—	—	男	女
诊断	神经系统疾病，骨骼、关节系统疾病，眼科疾病	氧合功能改变（如：呼吸系统疾病、心血管系统疾病、脱水、贫血、厌食、晕厥、头晕等），水、电解质酸碱平衡紊乱	心理／行为疾病	其他疾病，疾病导致不能活动或移动
认知障碍	—	没有意识到不能自我行动	忘记有行动的限制	能自我辨识方位，昏迷，无反应
环境因素	住院期间有跌倒／坠床史，患儿使用辅助器具（如：拐杖、助行器、轮椅等），婴幼儿被放置在无护栏的成人床单元	近1个月有跌倒／坠床史，婴幼儿被放置在有护栏的成人床单元	近3个月有跌倒／坠床史，婴幼儿被放置在有护栏的婴儿床单元	无跌倒／坠床史
镇静／麻醉后	—	12h内	24h内	≥24h／无
药物使用	—	联合用药（如：镇静剂、安眠药、巴比妥类药、吩噻嗪类药、抗抑郁药、利尿剂、麻醉药、降压药、化疗药、散瞳剂）	以上其中1种药物	其他药物／没有
评分：				

评分说明 改良住院儿童跌倒风险量表（Humpty Dumpty Fall Scale，HDFS）共有7个项目，即年龄、性别、诊断、认知障碍、环境因素、镇静／麻醉后、药物使用。该量表分值最低为1分，若某个方面对患儿不适用，也得1分；若患儿在某个方面两个类别均符合，则取最高分。分值最高为23分，最低为7分。评分7~11分者为低危患儿；评分≥12分者为高危患儿。

量表说明 该表是由美国 Miami（迈阿密）儿童医院护理协作团队创建的住院儿童跌倒风险评估量表（HDFS），由国内陈朔晖等引进并改良使用。

【参考文献】

［1］陈朔晖，梁建凤，诸纪华 . Rasch 模型分析评估住院儿童跌倒风险量表［J］. 护理与康复，2016，15（10）：925-932.

［2］Graf E R. Pediatric hospital falls : development of a predictor model to guide pediatric clinical practice.［2010-09-06］.http://stti.confex.com/stti/bcscience38/techprograrn/paper25000.htm.

［3］Hill-Rodriguez D, Messmer P R, Williams P D. The Humpty-Dumpty Falls Scale: a case-control study［J］. Spec Pediatr Nurs, 2009, 14（1）：22-32.

［4］Schmid Fall Score Tool for UCSF Children's Hospital Nursing procedures manual: falls prevention program（Pediatrics）［EB/OL］. ［2010-09-10］. http://www.mnhospitals.org/inc/data/tools/Safe-from-Falls-Toolkit/Falls Prevention Program（Pediatrics）.pdf.

109 | Braden-Q 儿童压力性损伤风险评估量表

评估项目	评估内容／分值			
	1 分	2 分	3 分	4 分
移动力	完全受限（没有帮助的情况下不能完成轻微的躯体或四肢的位置变动）	严重受限（偶尔能轻微地移动躯体或四肢，但不能独立完成经常的或显著的躯体位置变动）	轻度受限（能经常独立地改变躯体或四肢的位置，但变动幅度不大）	不受限（独立完成经常性的大幅度体位改变）
活动能力	卧床不起（限制在床上）	局限于轮椅（行动能力严重受限或没有行走能力）	偶尔步行（白天在帮助或无须帮助的情况下偶尔可以走一段路；每日大部分时间在床上或椅子上度过）	经常步行（每天至少2 次室外行走，白天醒着的时候至少每2h 行走一次）
潮湿	持久潮湿（由于出汗、排尿等原因皮肤一直处于潮湿状态，每当移动患儿或给患儿翻身时就可发现患儿皮肤是湿的）	经常潮湿（皮肤经常但不总是处于潮湿状态，床单每日至少每8h 更换一次）	偶尔潮湿（皮肤偶尔处于潮湿状态，每日大概需要每 12h 更换一次床单）	很少潮湿（皮肤通常是干的，只需正常换尿布即可，床单仅需要每 24h 更换一次）
摩擦力和剪切力	有重要问题（痉挛、挛缩、瘙痒或躁动不安通常导致持续的扭动和摩擦）	有些问题（移动时需要中到大量的帮助，不可能做到完全抬空而不碰到床单，在床上或椅子上时经常滑落；需要大力帮助下重新摆体位；痉挛、挛缩或躁动不安通常导致摩擦）	有潜在问题（躯体移动乏力，或者需要一些帮助，在移动过程中，皮肤在一定程度上会碰到床单、椅子、约束带或其他设施；在床上或椅子上可保持相对好的位置，偶尔会滑落下来）	无明显问题（变换体位时能完全抬起身体；能独立在床上或椅子上移动，并且有足够的肌肉力量在移动时完全抬空躯体；在床上和椅子上总是保持良好的位置）

续 表

评估项目	评估内容 / 分 值			
	1 分	2 分	3 分	4 分
感 知	完全受限（对疼痛刺激没有反应（没有呻吟、退缩或紧握），或者绝大部分机体对疼痛的感觉受限）	严重受限（只对疼痛刺激有反应，能通过呻吟、烦躁的方式表达机体不适；或者机体一半以上的部位对疼痛或不适感觉障碍）	轻度受限（对其讲话有反应，但不是所有时间都能用语言表达不适感，或者机体的一两个肢体对疼痛或不适感感觉障碍）	没有受限（对其讲话也有反应，机体没有对疼痛或不适的感觉缺失对其讲话有反应，机体没有对疼痛或不适的感觉缺失）
营 养	重度营养不良（禁食和 / 或清流摄入或蛋白＜ 25mg/L 或静脉输液大于 5d）	营养摄入不足（流质或导管喂养；通过胃肠外营养不能完全获得成长所需营养物质或蛋白＜ 30mg/L）	营养摄入适当（管饲或全胃肠外营养（TPN）能获得足量的成长所需营养物质）	营养摄入良好（日常饮食可获得成长所需营养物质，不需补充其他食物）
组织灌注与氧合	极度缺乏（低血压MAP＜ 50mmHB；新生儿MAP＜ 40mmHg）；氧饱和度＜ 95% 或血红蛋白水平＜ 100mg/L 或毛细血管充盈时间＞ 2s；血清 pH ＜ 7.40）	缺乏（氧饱和度＜95% 或血红蛋白水平＜ 100mg/L或毛细血管充盈时间＞ 2s；血清 pH ＜ 7.40）	充足（氧饱和度＜ 95% 或血红蛋白水平＜ 100mg/L；或者毛细血管充盈时间＞ 2s；血清 pH正常）	非常好（血压正常；氧饱和度＞ 95%；血红蛋白水平正常；毛细血管充盈时间＜ 2s）

评分：

注：$1mmHg = 0.133kPa$。

评分说明 Braden-Q 儿童压力性损伤风险评估量表共有 7 个项目，即移动力、活动能力、潮湿、摩擦力和剪切力、感知、营养、组织灌注与氧合。评分 22~25 分者为低危；17~21 分者为中危；0~16 分者为高危。

【参考文献】

[1]张琳琪,王天有.实用儿科护理学[M].北京:人民卫生出版社,2018.

[2]Curley M A,Qulgley S M,Lin M. Pressure ulcers in pediatric intensive care:incidence and associated factors[J].Pediatr Crit Care Med,2003,4(3):284-290.

附：儿童压力性损伤风险评估、跟踪表

评估项目		分值（分）	评估时间				
疾病情况	28g/L 低蛋白血症	3					
	高 热	1					
	多 汗	1					
	糖尿病	1					
	脏器衰竭（一个脏器得 1 分）	自评					
一般情况	肥 胖	2					
	消 瘦	1					
	极度消瘦	2					
	重度水肿	2					
	中度水肿	2					
	不能进食	2					
	进食不足	1					
神 志	躁 动	1					
	昏 迷	2					
	淡 漠	1					
皮 肤	重度湿疹	2					
	轻度湿疹	1					
	皮肤破损	2					
	皮肤发红	1					
	已发生压力性损伤	3					
大、小便	腹 泻	2					
	失 禁	2					
感觉与体位	感觉丧失	1					
	肢体活动受限	1					
	截肢、偏瘫	2					
	绝对制动	4					
	强迫体位	2					
评 分：							

评分说明 儿童压力性损伤风险评估、跟踪表包含 6 项内容,每项评估分值为 1~4 分不等。评估分值 ≥ 10 分者为高危儿童压疮风险,需采取防范措施。

110 FLACC 疼痛评分法

评估项目	评估内容 / 分值		
	0 分	1 分	2 分
表 情	微笑或无特殊表情	偶尔出现痛苦表情,皱眉,不愿交流	经常或持续出现下颚颤抖或紧咬下颚
腿部运动	放松或保持平常的姿势	不安,紧张,维持于不舒服的姿势	踢腿或腿部拖动
活动度	安静躺着,正常体位,或轻松活动	扭动,翻来覆去,紧张	身体痉挛,呈弓形,僵硬
哭 闹	不哭(清醒或睡眠中)	呻吟,啜泣,偶尔诉痛	一直哭闹,尖叫,经常诉痛
可安慰性	满足,放松	偶尔抚摸拥抱和言语可安慰	难以安慰
评 分:			

评分说明 FLACC 疼痛评分法,也称婴幼儿行为观察法,共 5 个评价指标,即表情、腿部运动、活动度、哭闹、可安慰性。该量表主要适用于0~3岁,包括面部表情(facial expression)、腿的动作(leg)、活动(activity)、哭闹(cry)、可安慰性(consolability)5 项内容,每一项内容按0~2分计,总评最低分数为 0 分,最高为 10 分。评分 0~3 分者为轻度疼痛或无痛,4~7 分者为中度疼痛,8~10 分者为剧烈疼痛。临床应用该项指标进行婴幼儿疼痛评估时,需要排除其他正常的生理活动和反射。

评分 22~25 分者为低危;17~21 分者为中危;0~16 分者为高危。

【参考文献】
[1]陈燕惠. 儿科临床常用量表速查手册[M]. 北京:化学工业出版社, 2018.
[2]王娟,丁敏,刘小琴,等. FLACC 量表用于学龄前儿童术后在全麻术疼痛评估的信效度评价[J]. 江苏医药, 2015, 41 (11): 1298–1300.
[3]尹露,殷小容. FLACC 疼痛评估量表在全麻苏醒期患儿疼痛评估中的应用[J]. 四川医学, 2015, 36 (9): 1221–1223.
[4]Merkel S I, Voepel-Lewis T, Shayevitz J R, et al. The FLACC : a behavioral scale for scoring postoperative pain in young children[J]. Pediatric Nursing, 1997, 23 (3): 293–297.

111 东安大略儿童医院疼痛评分法

评估项目	评估内容 / 分值		
	0 分	1 分	2 分
哭 闹	—	无	呻吟、哽咽、尖叫
面部表情	微 笑	镇 静	痛苦扭曲
语 言	无痛苦	无抱怨、非疼痛	有疼痛或其他语言表达
躯体运动	—	松弛无反应	紧张颤抖
触摸伤口的表现	—	无特殊	抚摸、按压或局部紧张
腿部活动	—	正 常	踢腿或腿部僵直不动
评 分:			

评分说明 东安大略儿童医院疼痛评分法(Children's Hospital of Eastern Ontario Pain Scale,CHEOPS) 共有 6 个评价指标,即哭闹、面部表情、语言、躯体运动、触摸伤口的表现、腿部活动。该量表推荐用于 1~3 岁儿童术后疼痛评估,总分为 13 分,评分＞7 分者可认为存在疼痛。

【参考文献】

朱丽辉,陈朔晖 . 儿科专科护理［ M ］.北京:人民卫生出版社, 2021.

112 儿童疼痛观察量表

评估项目	评估内容 / 分值		评估项目	评估内容 / 分值	
	0 分	1 分		0 分	1 分
哭 闹	无	有	上肢震颤或手指活动	无	有
面部表情	安 静	痛 苦	踢腿或抬腿	无	有
觉醒状态	觉 醒	睡 眠	扭动或躯体震颤	无	有
呼吸情况	规 则	不规则	—	—	—
评 分：					

评分说明 儿童疼痛观察量表(Pain Observation Scale for Young Children, POCIS)由 CHEOPS 量表演变而来,适用于 1~4 岁儿童,对于评估术后短暂疼痛或长期疼痛均可使用。该量表包括 7 种与疼痛相关的行为,即哭闹、面部表情、觉醒状态、呼吸情况、上肢震颤或手指运动、踢腿或抬腿、扭动或躯体震颤。每项评分为 0~1 分,总分越高表示疼痛程度越严重。评分 0 分者无疼痛；5~7 分者疼痛剧烈。

【参考文献】

陈燕惠 . 儿科临床常用量表速查手册［M］. 北京:化学工业出版社,2018.

113 简易多动症量表

评估条目	分 值（分）			
	无	仅一点	多	很多
不停地动	0	1	2	3
容易兴奋和冲动	0	1	2	3
打扰其他小孩	0	1	2	3
做事有头无尾	0	1	2	3
坐不住	0	1	2	3
注意力集中时间短，容易随环境转移	0	1	2	3
要求必须立即满足	0	1	2	3
喜欢大声叫喊	0	1	2	3
情绪不稳定	0	1	2	3
脾气爆发（爆发性和不可预料行为）	0	1	2	3
所受家教过于严厉或过于溺爱	0	1	2	3
评 分：				

评分说明 简易多动症量表共有11个条目，评分≥15分者有多动症可能，分值越高，可能性越大。该量表适用于学龄前儿童。

【参考文献】

陈晓春，潘晓东．神经科查体及常用量表速查手册［M］．北京：化学工业出版社，2021．

评估项目	低危组	中危组	高危组
年龄	1~10 岁	＜1 岁或≥10 岁	不限
诊断时外周血白细胞计数	＜$50×10^9$/L	≥$50×10^9$/L	不限
诊断时已发生睾丸白血病（testicular leukemia，TL）和（或）中枢神经系统白血病（central nervous system leukemia，CNSL）	无	有	不限
免疫表现	B 系	T 系	不限
分子生物学检测	阴性或超二倍体或 ETV–RUNX1	t（1;19）（q23;p13）/E2A–PBX1 阳性	t（9;22）（q34;q11.2）/BCR–ABL1 或 t（4;11）（q21;q11.2）/MLL–AF4 或其他 MLL 重排阳性
泼尼松诱导试验第 8 天外周学幼稚细胞绝对值	＜$1×10^9$/L	＜$1×10^9$/L	≥$1×10^9$/L
诱导缓解治疗第 15 天骨髓原始及幼稚细胞比例	＜25%	≥25%（初诊危险度为 SR）	≥25%（初诊危险度为 IR）
诱导缓解治疗第 33 天骨髓原始及幼稚细胞比例	≤5%	≤5%	＞5%
诱导缓解治疗第 33 天骨髓微残留病（minimal residual disease，MRD）检测	＜10^{-4}	≥10^{-4} 且＜10^{-2}	≥10^{-2}
巩固治疗前 MRD 检测	＜10^{-4}	＜10^{-3}	≥10^{-3}
分型标准	具备 1~10 所有项目	具备 1~9 任一项目，同时具备第 10 项	具备 5~10 任一项目

分型说明 儿童急性淋巴细胞白血病（acute lymphoblastic leukemia，ALL）临床危险度分型共有 3 个类型，即低危组、中危组、高危组。根据以上临床危险度分型，选择相应强度的化疗方案。

【参考文献】

［1］陈燕惠. 儿科临床常用量表速查手册［M］.北京：化学工业出版社，2018.

［2］汪载芳，申昆玲，沈颖. 诸福棠实用儿科学［M］.北京：人民卫生出版社，2016.

第二十部分

肿瘤科评估量表

115 | 肿瘤患者生活质量评估量表

评估项目	评估内容 / 分值				
	1 分	2 分	3 分	4 分	5 分
食欲	几乎不能进食	食量＜正常 1/2	食量为正常的 1/2	食量略少	食量正常
精神	很差	较差	有影响,但时好时坏	尚好	正常,与病前相同
睡眠	难入睡	睡眠很差	睡眠差	睡眠略差	大致正常
疲乏	经常疲乏	自觉无力	有时常疲乏	有时轻度疲乏	无疲乏感
疼痛	剧烈疼痛伴被动体位或疼痛时间超过 6 个月	重度疼痛	中度疼痛	轻度疼痛	无痛
家庭理解与配合	完全不理解	差	一般	家庭理解及照顾较好	好
同事理解与配合(包括领导)	全不理解,无人照顾	差	一般	少数人理解关照	多数人理解关照
自身对癌症的认知	失望,全不配合	不安,勉强配合	不安配合一般	不安,但能较好的配合	乐观,有信心
对治疗的态度	对治疗不抱希望	对治疗半信半疑	希望看到疗效,又怕有副作用	希望看到疗效,尚能配合	有信心,积极配合
日常生活	卧床	能活动,多半时间需卧床	能活动,有时卧床	正常生活,不能工作	正常生活工作
治疗副作用	严重影响日常生活	影响日常生活	经过对症治疗可以不影响日常生活	未对症治疗可以不影响日常生活	不影响日常生活
面部表情	1~5 分,共分 5 个等级				

评分:

评分说明 肿瘤患者生活质量（quality of life，QoL）评估量表共含12个评价指标，即食欲、精神、睡眠、疲乏、疼痛、家庭理解与配合、同事理解与配合（包括领导）、自身对癌症的认知、对治疗的态度、日常生活、治疗副作用、面部表情。评分60分者生活质量满分，51~59分者生活质量良好，41~50分者生活质量较好，31~40分者生活质量一般，21~30分者生活质量较差，< 20分者生活质量极差。

【参考文献】

董忠生，杨少龙.晚期癌症患者生存质量评估体系建立及放弃治疗与安乐死的合法化［J］.医学与哲学,2013,34（16）:84-86.

116 | 实体肿瘤疗效评价标准

评价标准	
A. 目标病灶的评价	
完全缓解（CR）	所有目标病灶消失
部分缓解（PR）	目标病灶最长直径之和与基线状态比较,至少减少30%
病变进展（PD）	目标病灶最长径之和与治疗开始之后所记录到的最小的目标病灶最长径之和比较,增加20%,或者出现一个或多个新病灶
病变稳定（SD）	介于部分缓解和疾病进展之间
B. 非目标病灶的评价	
完全缓解（CR）	所有非目标病灶消失和肿瘤标志物恢复正常
未完全缓解/稳定（IR/SD）	存在一个或多个非目标病灶和（或）肿瘤标志物持续高于正常值
病变进展（PD）	出现一个或多个新病灶和（或）已有的非目标病灶明确进展
病变稳定（SD）	介于部分缓解和疾病进展之间
C. 最佳总疗效的评价	
是指从治疗开始到疾病进展或复发之间所测量到的最小值。通常,患者最好疗效的分类由病灶测量和确认组成	

评价说明　实体肿瘤疗效评价标准（Response Evaluation Criteria in Solid Tumors, PECIST）包含3个评价项目,即目标病灶的评价、非目标病灶的评价、最佳总疗效的评价。

【参考文献】

[1]任伟,闫婧,钱晓萍,等.食管癌放化疗后近期疗效评价标准的研究进展[J].中华肿瘤杂志,2014,36（9）：641-644.

[2]Lencioni R. New Data Supporting Modified RECIST（mRECIST）for Hepatocellular Carcinoma [J]. Clinical Cancer Research,2013,19（6）：1312-1314.

[3]Lencioni R, Llovet J M. Modified RECIST（mRECIST）assessment for hepatocellular carcinoma. Semin Liver Dis 2010,30：52-60.

第二十部分

第二十一部分

康复医学科评估量表

117 简易智能精神状态量表

评估项目		评估记录	分 值(分)
定向力	请您告诉我:		
	现在是哪一年?		1
	现在是什么季节?		1
	现在是几月份?		1
	今天是几号?		1
	今天是星期几?		1
	这是什么城市(城市名)?		1
	这是什么区(城区名)?		1
	这是什么街道?		1
	这是第几层楼?		1
	这是什么地方?		1
记忆力	现在我告诉您三样东西的名称("皮球""国旗""树木"),我说完后请您重复一遍并记住,过一会儿还要问您		
	皮球		1
	国旗		1
	树木		1
计算力	现在请您算一下,100 减 7,所得的数再减 7,连续减 5 次,将每减一个 7 后的答案告诉我		
	100−7=93		1
	93−7=86		1
	86−7=79		1
	79−7=72		1
	72−7=65		1
回忆能力	现在请您说出刚才记住的是哪三样东西?		
	皮球		1
	国旗		1
	树木		1

续　表

评估项目		评估记录	分值(分)
语言能力 (命名、复述、执行、复写)	(检查者出示手表),请问这个是什么?		1
	(检查者出示钢笔),请问这个是什么?		1
	请您跟着我说"吃葡萄剥葡萄皮,不吃葡萄不剥葡萄皮"		1
	(检查者出示句子)请您念一念这句话"请您闭上眼睛",并按这句话的意思去做		1
	我给您一张纸,请您按照我说的做,"用右手拿起这张纸,双手把它对折起来,放在您的左腿上"		
	右手拿纸		1
	双手对折		1
	放在左腿上		1
	请您书写一个完整的句子		1
结构模仿	请您照着这个样子把它画下来		1

评分说明　简易智能精神状态量表(Mini-mental State Examination, MMSE)包含 6 个项目,即定向力、记忆力、计算力、回忆能力、语言能力、结构模仿。满分为 30 分,得分越高,表示认知功能越好。结合受试者的受教育程度设立不同的痴呆界定值:文盲(未受教育)≤ 17 分;小学(受教育年限≤ 6 年)≤ 20 分;中学或以上(受教育年限> 6 年)组≤ 24 分。分值界以下为有认知功能缺陷,以上为正常,见下表。

MMSE 得分	分级
≥ 27 分	正常
21~26 分	轻度
10~20 分	中度
< 10 分	重度

在临床使用过程中，MMSE 得分受年龄和受教育水平这两个因素的影响较大，应对其得分进行校正，见下表。

年 龄	受教育年限				
	0~4 年	5~8 年	9~12 年	≥ 12 年	总 计
18~24	23	28	29	30	29
25~29	23	27	29	30	29
30~34	25	26	29	30	29
35~39	26	27	29	30	29
40~44	23	27	29	30	29
45~49	23	27	29	30	29
50~54	23	27	29	29	29
55~59	22	27	29	29	29
60~64	22	27	28	29	28
65~69	22	28	29	29	28
70~74	21	26	28	29	27
75~79	21	26	27	28	26
80~84	19	25	26	28	25
≥ 85	20	24	26	28	25
总 计	22	26	29	29	29

备注：表中数值代表受教育程度及年龄因素校正后的 MMSE 的中位数。在相应条件下与 MMSE 得分相差越大，认知受损越严重。

MMSE 是最具有影响的认知功能筛查工具，在国内外被广泛使用，具有敏感性好、易操作等优点。MMSE 信度良好，重测信度 0.80~0.99，施测者之间信度 0.95~1.00，联合检查的组内相关系数为 0.99，相隔 48~72h 重测，组内相关系数可达 0.91。MMSE 具有简便易行的优点，但其缺点是易受教育程度的影响，文化程度较高的老年人可能有假阴性，文化程度低的可能有假阳性。此外，量表的语言功能主要测查左半球病变所致的认知功能缺陷，对右半球和额叶病变引起的认知功能障碍不够敏感，不能用于不同病因的鉴别诊断，作为认知减退的随访工具也不够敏感。

量表说明 简易智能精神状态评估量表于 1975 年由美国 Folstein 等编制，是目前国内外最具影响力的认知缺损筛选工具之一。MMSE 量表包括定向力、记忆力、计算力、语言能力、视空间、运用及注意力等方面的评估。

【参考文献】

［1］陈晓春, 潘晓东. 神经科查体及常用量表速查手册［M］. 北京: 化学工业出版社, 2021.

［2］Holtsberg P A, Poon L W, Noble C A, et al. Mini-mental state exam status of community-dwelling cognitively intact centenarians［J］. International Psychogeriatrics, 1995, 7（3）: 417.

118 | 改良版 Ashworth 痉挛评定法

评级标准	分 级	初 期 ×月×日	中 期 ×月×日	后 期 ×月×日
无肌张力增加	0 级			
肌张力轻度增加:受累部分被动屈伸时,在活动范围之内出现最小阻力或出现突然的卡住和放松	Ⅰ级			
肌张力轻度增加:在关节活动的范围 50% 之内出现突然的卡住,然后在关节活动的范围 50% 后均呈最小阻力	Ⅰ+级			
肌张力明显增加:关节活动范围的大部分肌张力均明显增加,但受累及部分仍能较容易地被动移动	Ⅱ级			
肌张力显著增高:被动运动困难	Ⅲ级			
痉挛,受累及部分被动屈伸时呈痉挛状态而不能活动	Ⅳ级			

评级说明 1964 年 Ashworth 制定了 Ashworth 量表,分 6 个等级。后经改良,形成该量表,该量表用于评价患者肌张力有无增高及增高的程度。

【参考文献】

陈晓春,潘晓东. 神经科查体及常用量表速查手册[M]. 北京:化学工业出版社, 2021.

119 | Brunnstrom 偏瘫运动功能评价表

分级	评估标准		
	上 肢	手	下 肢
Ⅰ级	弛缓,无任何运动	弛缓,无任何运动	弛缓,无任何运动
Ⅱ级	出现联合反应,不引起关节运动的随意肌收缩,出现痉挛	出现轻微屈指动作	出现联合反应,不引起关节运动的随意肌收缩,出现痉挛
Ⅲ级	痉挛加剧,可随意引起共同运动或其成分	能全指屈曲,钩状抓握,但不能伸展,有时可由反射引起伸展	痉挛加剧 ①随意引起共同运动或其成分 ②坐位和立位时髋、膝可屈曲
Ⅳ级	痉挛开始减弱,出现一些脱离共同运动模式的运动 ①手能置于腰部 ②上肢前屈90°(肘伸展) ③肘屈90°,前臂能旋前、旋后	能侧方抓握及拇指带动松开,手指能半随意、小范围伸展	痉挛开始减弱,开始脱离共同运动出现分离运动 ①坐位,足跟触地,踝能背屈 ②坐位,足可向后滑动,使其背屈大于0°
Ⅴ级	痉挛减弱,共同运动进一步减弱,分离运动增强 ①上肢外展90°(肘伸展,前臂旋前) ②上肢前平举并上举过头(肘伸展) ③肘呈伸展位,前臂能旋前、旋后	①用手掌抓握,能握圆柱状及球形物,但不熟练 ②能随意全指伸开,但范围大小不等	痉挛减弱,共同运动进一步减弱,分离运动增强 ①立位,髋伸展位能屈膝 ②立位,膝伸直,足稍向前踏出,踝能背屈
Ⅵ级	痉挛基本消失,协调运动大致正常 Ⅴ级动作的运动速度达健侧2/3以上	①能进行各种抓握 ②全范围的伸指 ③可进行单指活动,但比健侧稍差	协调运动大致正常。下述运动速度达健侧2/3以上 ①立位伸膝位髋外展 ②坐位,髋交替地内、外旋,并伴有踝内、外翻

评级说明 ▶ Brunnstrom 偏瘫运动功能评价表共有 6 个等级,即Ⅰ级、Ⅱ级、Ⅲ级、Ⅳ级、Ⅴ级、Ⅵ级,但没有量化,因此对治疗效果的评价敏感性较差。

量表说明 ▶ Twitchell 等观察了脑中风患者运动功能的恢复特点,认为偏瘫的恢复具有一定的规律性,Brunnstrom 等在上述工作的基础上将偏瘫患者的运动恢复分为 6 个阶段,形成了目前常用的 Brunnstrom 偏瘫运动功能评价。

【参考文献】

陈晓春,潘晓东 . 神经科查体及常用量表速查手册［M］. 北京:化学工业出版社,2021.

第二十一部分

120

简式 Fugl-Meyer 运动功能评分表

评估项目	评估内容 / 分值			评估日期		
	0 分	1 分	2 分	× 月 × 日	× 月 × 日	× 月 × 日
(一)上肢(坐位与仰卧位)						
1. 有无反射活动						
肱二头肌	不引起反射活动	—	能引起反射活动			
肱三头肌	不引起反射活动	—	能引起反射活动			
2. 屈肌协同运动						
肩上提	完全不能进行	部分完成	无停顿地充分完成			
肩后缩	完全不能进行	部分完成	无停顿地充分完成			
肩外展≥90°	完全不能进行	部分完成	无停顿地充分完成			
肩外旋	完全不能进行	部分完成	无停顿地充分完成			
肘屈曲	完全不能进行	部分完成	无停顿地充分完成			
前臂旋后	完全不能进行	部分完成	无停顿地充分完成			
3. 伸肌协同运动						
肩内收、内旋	完全不能进行	部分完成	无停顿地充分完成			
肘伸展	完全不能进行	部分完成	无停顿地充分完成			
前臂旋前	完全不能进行	部分完成	无停顿地充分完成			

续 表

评估项目	评估内容/分值			评估日期		
	0分	1分	2分	×月×日	×月×日	×月×日
4. 伴有协同运动的活动						
手触腰椎	没有明显活动	手仅可向后越过髂前上棘	能顺利进行			
肩关节屈曲90°,肘关节伸直	开始时手臂立即外展或肘关节屈曲	在接近规定位置时,肩关节外展或肘关节屈曲	能顺利充分完成			
肩0°,肘屈曲90°,前臂旋前、旋后	不能屈肘或前臂不能旋前	肩、肘位正确,基本上能旋前、旋后	顺利完成			
5. 脱离协同运动的活动						
肩关节外展90°,肘伸直,前臂旋前	开始时肘屈曲,前臂偏离方向,不能旋前	可部分完成此动作或在活动时肘关节屈曲或前臂不能旋前	顺利完成			
肩关节前屈举臂过头,肘伸直,前臂中立位	开始时肘关节屈曲或肩关节发生外展	肩屈曲时,肘关节屈曲,肩关节外展	顺利完成			
肩屈曲30°~90°,肘伸直,前臂旋前、旋后	前臂旋前、旋后完全不能进行或肩肘位不正确	肩、肘位置正确,基本上能完成旋前、旋后	顺利完成			
6. 反射亢进						
检查肱二头肌、肱三头肌和指屈肌三种反射	至少2~3个反射明显亢进	1个反射明显亢进或至少2个反射活跃	活跃反射≤1个,且无反射亢进			

续　表

评估项目	评估内容 / 分值			评估日期		
	0 分	1 分	2 分	×月×日	×月×日	×月×日
7. 腕稳定性						
肩 0°，肘屈曲 90°，腕背屈	不能背屈腕关节达 15°	可完成腕背屈，但不能抗拒阻力	施加轻微阻力仍可保持腕背屈			
肩 0°，肘屈曲 90°，腕屈曲	不能随意屈曲	不能在全关节范围内主动活动腕关节	能平滑地、不停顿地进行			
8. 肘伸直，肩前屈 30° 时						
腕背屈	不能背屈腕关节达 15°	可完成腕背屈，但不能抗拒阻力	施加轻微阻力仍可保持腕背屈			
腕屈伸	不能随意屈伸	不能在全关节范围内主动活动腕关节	能平滑地、不停顿地进行			
腕环形运动	不能进行	活动费力或不完全	正常完成			
9. 手指						
集团屈曲	不能屈曲	能屈曲但不充分	能完全主动屈曲			
集团伸展	不能伸展	能放松主动屈曲的手指	能完全主动伸展			
钩状抓握	不能保持要求位置	握力微弱	能够抵抗相当大的阻力			
侧捏	不能进行	能用拇指捏住一张纸，但不能抵抗拉力	可牢牢捏住纸			
对捏（拇指、示指可夹住一根铅笔）	完全不能	捏力微弱	能抵抗相当大的阻力			

续　表

评估项目	评估内容 / 分 值			评估日期		
	0 分	1 分	2 分	×月×日	×月×日	×月×日
圆柱状抓握	不能保持要求位置	握力微弱	能够抵抗相当大的阻力			
球形抓握	不能保持要求位置	握力微弱	能够抵抗相当大的阻力			
10. 协调能力和速度（手指指鼻试验,快速连续作 5 次）						
震 颤	明显震颤	轻度震颤	无震颤			
辨距障碍	明显或不规则辨距障碍	轻度或规则辨距障碍	无辨距障碍			
速 度	比健侧长 6s	比健侧长 2~5s	两侧差别 < 2s			
（二）下肢（仰卧位）						
1. 有无反射活动						
跟腱反射	无反射活动	—	有反射活动			
膝腱反射	无反射活动	—	有反射活动			
2. 屈肌协同活动						
髋关节屈曲	不能进行	部分进行	充分进行			
膝关节屈曲	不能进行	部分进行	充分进行			
踝关节屈曲	不能进行	部分进行	充分进行			
3. 伸肌协同运动						
髋关节伸展	没有运动	微弱运动	几乎与对侧相同			
髋关节内收	没有运动	微弱运动	几乎与对侧相同			
膝关节伸展	没有运动	微弱运动	几乎与对侧相同			
踝关节跖屈	没有运动	微弱运动	几乎与对侧相同			

续　表

评估项目	评估内容／分值			评估日期		
	0 分	1 分	2 分	×月×日	×月×日	×月×日
4. 伴有协同运动的活动（坐位）						
膝关节屈曲	无主动运动	膝关节能从微伸位屈曲，但屈曲＜90°	屈曲＞90°			
踝关节背屈	不能主动背屈	主动背屈不完全	正常背屈			
5. 脱离协同运动的活动（站位）						
膝关节屈曲	在髋关节伸展位时不能屈膝	髋关节0°时，膝关节能屈曲，但＜90°，或进行时髋关节屈曲	能自如运动			
踝关节背屈	不能主动活动	能部分背屈	能充分背屈			
6. 反射亢进（仰卧）						
查跟腱、膝和膝屈肌三种反射	2~3 个反射明显亢进	1 个反射亢进或至少 2 个反射活跃	活跃的反射≤1 个且无反射亢进			
7. 协调能力和速度（跟－膝－胫试验，快速连续作 5 次）						
震颤	明显震颤	轻度震颤	无震颤			
辨距障碍	明显不规则辨距障碍	轻度规则辨距障碍	无辨距障碍			
速度	比健侧长 6s	比健侧长 2~5s	比健侧长 2s			
评分：						

评分说明 简式 Fugl-Meyer 运动功能评分表主要评价患者上、下肢运动功能状态,包括对患侧上、下肢关节动作、反射、动作协调与速度等的评估,共 50 个小项,其中上肢部分分 33 项,下肢部分 17 个小项。每一小项分为 3 级,分别计 0 分、1 分和 2 分,总共 100 分(上肢 66 分、下肢 34 分)。"0"表示不能做某一动作;"1"表示部分能做;"2"表示能充分完成。

总分 100 分为运动能力正常。总分 < 50 分,Ⅰ级,患肢严重功能障碍;50~84 分,Ⅱ级,患肢明显运动障碍;85~95 分,Ⅲ级,患肢中等运动障碍;96~99 分,Ⅳ级,患肢轻度运动障碍。

优点:评估重点在协同运动、分离运动,所以在运动能力较低时评定效率较高。

【参考文献】

陈晓春,潘晓东. 神经科查体及常用量表速查手册[M]. 北京:化学工业出版社,2021.

121

Berg 平衡评估量表

评估项目		分值（分）	评定结果		
			第一次 ×月×日	第二次 ×月×日	第三次 ×月×日
从坐到站	不需要帮助,独立稳定地站立	4			
	需要手的帮助,独立地由坐到站	3			
	需要手的帮助,并且需要尝试几次才能站立	2			
	需要别人最小的帮助来站立或保持稳定	1			
	需要别人中度或最大帮助来站立	0			
无支撑站立	能安全站立 2min	4			
	在监护下站立 2min	3			
	无支撑站立 30s	2			
	需要尝试几次才能无支撑站立 30s	1			
	不能独立站立 30s	0			
无支撑情况下坐位,双脚放在地板或凳子上	能安全地坐 2min	4			
	无靠背支持地坐 2min,但需要监护	3			
	能坐 30s	2			
	能做 10s	1			
	无支撑的情况下不能坐 10s	0			
从站到坐	轻松用手即可安全地坐下	4			
	需用手帮助控制下降	3			
	需用腿后部靠在椅子上来控制下降	2			
	能独立坐下,但不能控制下降速度	1			
	需帮助才能坐下	0			

评估项目		分值（分）	评定结果		
			第一次 ×月×日	第二次 ×月×日	第三次 ×月×日
转移	需要手的少量帮助即可安全转移	4			
	需要手的帮助才能安全转移	3			
	需要语言提示或监护下才能转移	2			
	需一人帮助	1			
	需两人帮助或在监护下才能安全转移	0			
闭目站立	能安全地站立10s	4			
	在监护情况下站立10s	3			
	能站3s	2			
	站立很稳,但闭目不能超过3s	1			
	需帮助防止跌倒	0			
双脚并拢站立	双脚并拢时能独立安全地站1min	4			
	在监护情况下站1min	3			
	能独立将双脚并拢,但不能维持30s	2			
	需帮助两脚才能并拢,但能站立15s	1			
	需帮助两脚才能并拢,不能站立15s	0			
站立情况下双上肢前伸距离	能够前伸超过25cm	4			
	能够安全前伸超过12cm	3			
	能够前伸超过5cm	2			
	在有监护情况下能够前伸	1			
	在试图前伸时失去平衡或需要外界帮助	0			

续　表

评估项目		分值（分）	评定结果		
			第一次 ×月×日	第二次 ×月×日	第三次 ×月×日
站立位下从地面捡物	能安全容易地捡起拖鞋	4			
	在监护下能捡起拖鞋	3			
	不能捡起拖鞋，但是能达到离鞋2~5cm处且可独立保持平衡	2			
	不能捡起，而且捡的过程需要监护	1			
	不能进行或进行时需要帮助他保持平衡预防跌倒	0			
站立位下从左肩及右肩上向后看	可从两边向后看，重心转移好	4			
	可从一边看，从另一边看时重心转移少	3			
	仅能向侧方转身，但能保持平衡	2			
	转身时需要监护	1			
	需要帮助来预防失去平衡或跌倒	0			
原地旋转360°	两个方向均可在4s内完成旋转360°	4			
	只能在一个方向4s内完成旋转360°	3			
	能安全旋转360°，但速度慢	2			
	需要严密地监护或语言提示	1			
	在旋转时需要帮助	0			
无支撑站立情况下用双脚交替踏台	能独立、安全地在20s内踏8次	4			
	能独立、安全地踏8次，但时间超过20s	3			
	能在监护下完成4次，但不需要帮助	2			
	在轻微帮助下完成2次	1			
	需要帮助预防跌倒/不能进行	0			

续　表

评估项目		分值（分）	评定结果		
			第一次 ×月×日	第二次 ×月×日	第三次 ×月×日
无支撑情况下两脚前后站立	脚尖对足跟站立没有距离,持续30s	4			
	脚尖对足跟站立有距离,持续30s	3			
	脚向前迈一小步,但不在一条直线上,持续30s	2			
	帮助下脚向前迈一步,但可维持15s	1			
	迈步或站立时,失去平衡	0			
单腿站立	能用单腿站立,并能维持10s以上	4			
	能用单腿站立,并能维持5~10s	3			
	能用单腿站立,并能站立≥3s	2			
	能够抬腿,不能维持3s,但能独立站立	1			
	不能进行或需要帮助预防跌倒	0			
评分:					

评分说明　Berg 量表（Berg Balance Scale, BBS）共有 14 个项目,总分为 56 分。评分＜ 40 分表明跌倒风险增加。20min 可以完成量表评定并给出得分。需要的设备包括 1 把椅子、凳子、1 把尺子、1 个秒表、助手。

评分标准以及临床意义:BBS 是把平衡功能从易到难分为 14 项,每一项分为 5 级,即 0、1、2、3、4 级。最高分为 4 分,最低分为 0 分;总积分最高为 56 分,最低为 0 分;分数越高表示平衡能力越好。当受试者不能按时间或距离完成,需要监督,或得到检查者的帮助,则要扣分。若截止分数＞ 45 分,则患者跌倒风险较小。

BBS 的内部一致性良好,总分 Cronbach 指数为 0.96,各项指数为 0.71~0.99。BBS 的结构效度与 BI 及 Fugl-Meyer 脑卒中后感觉运动恢复量表（FM）有显著相关性。BBS 可辨认运动是否需要帮助,并能预测康复住院时间及出院时情况。

量表说明 Berg 等于 1989 年制定了该量表，主要评价患者平衡能力和协调能力。该量表是目前国际上对于脑卒中患者最常使用的平衡量表，在脑卒中不同的恢复阶段显示出较好的信度、效度和敏感性。

【参考文献】

陈晓春,潘晓东.神经科查体及常用量表速查手册［M］.北京:化学工业出版社,2021.